写给准爸爸的第一本怀孕指南

[美]阿德里安·库尔普——著
喻婷——译

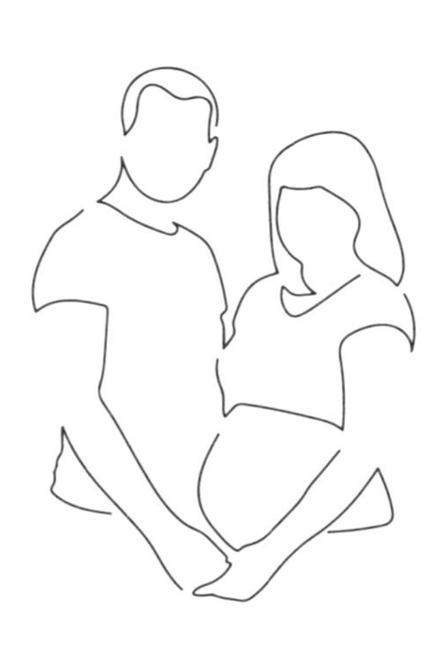

中国友谊出版公司

只 为 优 质 阅 读

好
读

Goodreads

来自各国准爸爸准妈妈的五星推荐

虽然没有什么能让一个男人真正做好当爸爸的准备，但这本书已经很接近这个目标了。它既是备查手册，也是手把手的指导。满心恐惧的准爸爸们，阿德里安的文字能为你带来安慰，帮助你做好应对准备。你的另一半会因此感激你的，我保证！

——吉尔·斯默克勒，“恐惧的妈咪”（Scary Mommy）网站创办者

《写给准爸爸的第一本怀孕指南》这本书向读者传达了正确的医学知识和为准妈妈提供支持的正确方式，但传达的方式却是作为男性、作为父亲的角色更能接受的，说的也是他们需要知道的内容。作为一个曾经毫无头绪、走了不少弯路的新手爸爸，阿德里安清楚地知道前方的挑战是什么，提醒新手爸爸们多加留意是他创作这本书的目的，最重要的是，他要让新手爸爸们了解自己为准妈妈提供的帮助具有怎样的意义。

——希瑟·B.阿姆斯特朗，知名个人博客dooce博主

我妻子第一次怀孕时，我几乎不知道该做些什么。我从我妻子（她有50个侄子侄女）和她的医生那里学到了很多，但我还是希望能有一本书让我了解知识、得到鼓励，让我在妻子怀孕期间更好地与她沟通。现在这本书已经出现了。朋友们，放手去做吧，祝你们好运！

——汤姆·莱尔，《父亲生活》创办者

在得知我怀孕后，我为我的丈夫购买了这本书。他真的很喜欢作者的风格，并且他喜欢这本书有孕期每个阶段的任务清单，让他可以清晰有效地管理好这段时间。这本书会以周为单位，提醒他需要注意的事项，以及提示他感受我和宝宝每周情绪和成长变化。

——亚马逊读者 Kat

其他的怀孕书籍都是为女性而写的，但幸好我从医生那里了解到这本书，非常感谢他的推荐，这对我有很大帮助。当我和女友尝试再次生孩子时，我将这本书放在手边，以至于我不用手忙脚乱还不知道要干什么。女士们，如果您的男人不买这本书，我建议您为他买。这确实使我在当爸爸之前的焦虑情绪轻松许多。

——亚马逊读者Travis

目前为止，这本书比任何只针对妈妈或初学者的书籍都要好。我的丈夫很棒，但是有时候我发现他像一个没有接受指令的机器人一样傻站着，但这本书能非常准确地告诉他，每周该如何适应并帮助我度过孕期带来的变化。这本书给了他力量和信心，而他再也不需要等待我的命令就可以替我做好所有事。

——亚马逊读者Brittney Franks

我丈夫正在阅读并享受它。他说，这本书开始像是一个传教士，他对此有些不以为意。但现在他已经开始按照书中所写的内容实行了几个星期，他喜欢这本书提供的信息如此丰富。

——亚马逊读者Amazon Customer

真的太棒了！我需要这本书。整个夏天，我大部分的时间都在出差，错过了怀孕和分娩的时间，但是这本书至少在心理上帮助了我与家中发生的事情保持联系。我会推荐给任何新手父亲。

——Romance week网站读者McNeil Inksmudge

第一次当爸爸的绝佳资源。在妻子怀第一个（唯一的）孩子时，我感到自己有了更好的准备和拥有相关的知识。我的妻子有很多次要对我说些什么，我会回答：“哦，是的，这本书已经预告了……”这本书也很容易读，因为它所有的问题都是一章一章循序渐进。强烈推荐给所有父母，尤其是爸爸。

——Romance week网站读者Jonathan Tony

我正在阅读这本书，对我来说很有帮助。每个清单都井井有条。比任何人的建议和指导都有价值和清晰。谢谢邻居夫妇的推荐。

——Romance week网站读者Russell

为我们做产检的医生好像看穿我一样，一个对怀孕一无所知的新手爸爸，她推荐给我或者其他新手爸爸这本书，真的让人眼前一亮，解决了我现实中遇到的很多问题。在此，非常感谢她的推荐。

——Romance week网站读者iMan

作者是一位伟大的父亲，是一位才华横溢的博客作者，并且是一个非常有趣的家伙。所有这些实用方法都在这本易于阅读且无须传教的娱乐性书籍中闪耀。每个新手爸爸都会喜欢它。

——英国读者Aaron Gouveia

当我的丈夫阅读有关婴儿状况和我怀孕时的感觉，而且每周都有新发现时，本书就成了一本好书。爱它!

——马来西亚读者Mary S.

在“怀孕管家”的APP上看见有人推荐，正好买给面对烦躁的我却又不知所措的老公，虽然书中有部分文化差异，但是里面的建议真的非常有用，我老公按照书中的提醒，为我主动承担了部分压力，心情也缓和很多，真的物超所值。这本书值得推荐给所有新手爸爸。

——中国自媒体运营者娟儿

目前给爸爸的书太少了，市面仅有的几本我都买回家了。有的要么专业性太强，他提不起兴趣读，要么就是没有实质性建议，只有这本他读了下来，因为里面有清清楚楚的孕期清单，明明白白地告诉他要做什么。他循序渐进一周读一章，感谢这本书带来的变化以及他的辛勤付出！

——中国台湾读者琳达

这个是同医院检查的孕妈推荐我的书，让我买回来专门给老公看，让他学着孕期照顾我和宝宝。买回来，我先读后又扔给他，不承想他还真上心了，最重要的是每当情绪变化时，他都能理解并及时安慰我，并主动承担了一部分家务，很开心看到他的变化，我也想将这本书推荐给每一个孕期家庭，希望对你们有帮助。

——中国读者小樱桃的妈妈

妻子怀孕时买的，得到了很多帮助。知道她什么时期情绪会不受控制，我需要帮助她做些什么；知道肚子里的宝宝大致成长状态，什么时期长出手脚，什么时期能看出性别特征……以男人的视角，这本书帮助我补充了很多实用空白部分，感谢作者的实际指导，以及我孕期的太太，希望顺利、平安地见到我们的宝宝！

——中国某大学讲师林先生

老婆怀孕时，总觉得自己有力使不上，一时间也想不起自己需要做什么。好在孕期16周的时候看到这本书，发现自己错过了很多事情，稍有遗憾，但也不算晚。按照书中提示做了部分功课，又按照清单做了自己的计划，现在婴儿已经平安降生，妻子生产前的感谢，让我受之有愧，真的非常感谢这本书带来的帮助！

——中国读者肖剑

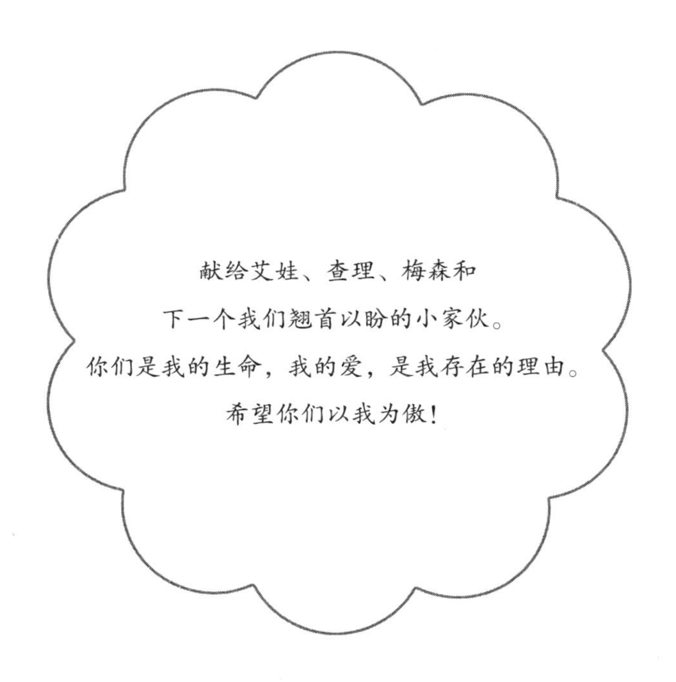

献给艾娃、查理、梅森和

下一个我们翘首以盼的小家伙。

你们是我的生命，我的爱，是我存在的理由。

希望你们以我为傲！

目 录
Contents

第1阶段　孕早期　025

第2阶段 孕中期 087

第3阶段　孕晚期　153

第4阶段　孕后期　217

序言

第一次发现自己即将成为父母，这是一种可怕的经历，同时也是一个迈向人生新阶段的意义深远的机会。我有两个孩子，都是女儿。当时，每一次怀孕都在我和我前夫的计划当中，但在9个月的孕期里，我们的态度却有些不同。在我如饥似渴地读着一本本关于怀孕和孩子出生后第一年的书时，他却不再关心怎么做好保障工作，而是相信自己到时候自然就会做了。真正想成为可靠伴侣和父亲的男人，应该从一开始就全心全意为家庭的幸福而努力。当你看到验孕棒上的两条线时，对你的另一半来说重要的事，你也应该同样重视起来。

虽然如今的女性不断突破职场天花板，担任公司CEO高位，甚至竞选总统，但不可否认的是，在养育孩子这件事上，人们仍然认为女性才是主力军。于是，不管女性身在家庭还是职场，大多数照顾孩子的责任最终还是会落在她们身上。对我来说，这种难以平衡的状况给我的身心带来了严重打击，并对我的婚姻造成了严重影响。在第一个女儿出生后不久，我发现自己总是有种深深的孤独感。我的头脑、我的身体，都要用来不停满足小婴儿的一个个要求。很快，我就陷入了严重的惊恐中。我常常在工作时间打电话给我前夫，恳求他回家，有时只是为了听听另一个成年人的声音。我的惊恐越来越严重。女儿6个月大时，我住进了医院。为了不那么孤独，我愿意付出一切代价。

人们总是要求女性平衡好方方面面，但我的博客dooce大规模增长的社群用户却一致发声——妈妈们需要体力上、情感上和心理上的全方位支援！尽管随着越来越多的父母开始认识到这个问题，并积极想办法解决，但显然母亲的道路还是更加难走——即使全家福里有父亲这个角色。虽然我们根深蒂固的社会风俗、文化传统都建立在这种不平衡之上，但妈妈们实在不应该承担绝大部分抚养孩子的琐事和压力，也用不着解释为什么需要自己的伴侣陪在身边——他本就应该是你同一个战壕里的战友。

早在妻子第一次怀孕的早期，本书作者阿德里安·库尔普就意识到了他作为丈夫和准父亲的责任。在《写给准爸爸的第一本怀孕指南》这本书中，阿德里安分享了许多帮助他改变生活，甚至在关键时刻能救命的经验，这些经验令他成长。他也专门为第一次当爸爸的读者准备了新手指导。他会提供一些专业的孕期医学知识，也会告诉准爸爸们如何为满心期盼的准妈妈提供支持，并且很好地平衡这两方面内容的比重。他会从男人的角度，介绍他们作为丈夫和父亲应该了解的东西。阿德里安初为人父时，也曾经毫无头绪，走过不少弯路，所以他清楚自己面对的挑战是什么。他要通过这本书，让新手爸爸们成熟起来，集中注意力，最重要的是真正理解“为另一半提供支持”意味着什么。

作为一本实用的孕期手册，这本书简单明了，有许多具体且容易记忆的指导。内容以周为单位，方便新手爸爸在孕期的9个月和宝宝出生的头3个月里，追踪观察妈妈和宝宝的发展状况。书中还给出了“每周任务清单”，写明了妈妈在这一周有哪些具体的需求。无论你是第一次当爸爸，什么都不了解，还是第二次当爸爸，有很多事需要复习，都能从这本书中获益，学会更好地沟通，变得更加积极主动，并且对担负着繁重育儿工作的妈妈有更多的同理心。

希瑟·B.阿姆斯特朗

美国知名个人博客dooce®博主

写给准爸爸们的一封信

首先，恭喜你！击掌庆贺！另外也要感谢你在洞察力、灵感和爱心的指引下，选择了这本书。无论你是在何时何地阅读，上下班的地铁上，喝着咖啡休息时，或是等晚上家人都上床睡觉后给自己来杯冰镇饮料时，你都会发现这是一本值得一读的书。你就要当爸爸了——世界上没有比这更重大、更令人兴奋的事了！你要担负起巨大的责任，去塑造一个新的生命，去影响他，成为他成长过程中，甚至将来他自己也为人父母后始终学习的榜样。成为父亲，意味着你生活的方方面面都要发生巨大的改变。以我为例，我现在是三个孩子的爸爸，第四个孩子正在妻子的肚子里。没错，我累得要命，但绝对值得。

当你第一次得知自己要当爸爸时，可能会感到无比焦虑和恐惧——这很正常。大多数爸爸都是这么过来的，我也不例外。这种感觉就像是有人穿着球鞋刚好一脚踢在你的肚子上一样：万一我把事情搞砸了怎么办？万一我把孩子摔了怎么办？万一我忘了把安全座椅放好就开车了怎么办？

我要承认，虽然我和妻子从结婚第一年开始就积极地备孕，但我其实完全没有做好承担起父亲责任的准备。我仍然享受着自由生活的美好，那是我在遇到我妻子之前维持了近10年的生活方式，甚至在刚结婚的头几个月里，我也还是在按照以前的日程安排，想回家就回家，想出门就出门，很少考虑我妻子的感受和需求。总之，这么多年来我一直很自私，满脑子只装着自己。

因此不夸张地说，父亲这个角色对我来说真的是个“惊喜”！我第一次看到验孕棒上的两条线是在2008年，当时我刚和朋友们狂欢滥饮了一整夜，躺在床上，浑身酒气，鼾声震天，差点被自己的口水呛到。我醒来发现，我妻子把那根验孕棒留在了床头柜上。前一天晚上，我本来答应过她早点回家一起验孕，但我食言了。她实在是太好奇结果，于是没有等我，一个人做了检验。我不怪她。

直到今天，我最大的遗憾之一还是当时没有陪在她身边，支持她，与她分享看到结果时的情绪感受。当我第一次得知自己要当爸爸时，我吓坏了，至于当爸爸究竟意味着什么，当时根本没有去想，因为我已经完全乱了方寸。

16周之后我们去做产检，得知怀的是个女儿。我对怎么做父亲一无所知，也没有姐妹，所以更不知道怎么做一个小女孩的父亲，怎么把她培养成一个坚强、自信的人。超声波检查的结果如此沉重，一下子就把我压得喘不过气来。

我妻子对检查结果同样感到惊讶。在家验孕验的是hCG（human Chorionic Gonadotropin，人绒毛膜促性腺激素）水平，如果她怀孕了，停经之后身体里就会分泌这种激素。不过，那个时候她并不知道，在极罕见的情况下会出现假阳性结果[①]。是的，验孕棒完全有可能会给你假的答案，但经过产检后，结果就很明显了：我们就要迎来第一个孩子了。

---

①某些疾病也可能导致体内hCG浓度升高，从而造成假阳性结果。——译者注

事情一旦明朗，我的妻子（一位职业女性）就接受了她准妈妈的新身份。她先我好多步，买来了大量介绍孕期知识的书籍，吃饭的时候主动谢绝饮酒，本能地履行着每一条孕期建议（这些建议来自各个方向：她的妈妈、我的妈妈、姐姐妹妹、姑姑阿姨、朋友、同事、产科医生，甚至机场碰到的陌生人）。

人人都知道，怀孕和生育的压力和责任都在女性身上，但只要你稍微想一想，就会发现这对她们并不公平。没错，女性生来具有母性，但许多事情她们并不是天然就懂，也需要看书才能知道。因此，实际上我们所有的人——无论男女，刚开始时对怀孕都一无所知，不同之处在于，女性别无选择，她们只能在未知中前行。她们不能说“我试试”，只能说“我来做”。

我妻子在怀孕时读了好几本书来了解那些她不知道的事，比如她的身体究竟会发生哪些变化，会怎样为那个感恩节火鸡般大小的胎儿提供空间，最后又是怎样把胎儿从钥匙孔大小的洞里推挤出来。当然，你可以想象一下宫缩那一波波令人难以忍受的剧痛。起初只有零星的轻微不适，随后痛感急增两倍，宫缩的频率也越来越高。你也可以采用一种不那么舒服的镇痛方法——用一支外观像胶枪一样的硬膜外注射器，将麻醉药通过长长的针头推入硬膜外腔。别忘了还有生产过程中的阴道撕裂、缝合，孕产前后诱发的痔疮，以及可能要做的剖宫产手术……作为男人，作为一个准爸爸，你不应该以对未知的恐惧和茫然为借口，去逃避或推卸应负的责任。

与其被动地坐着，选择最省力的方式，让另一半来承担未来9个月及生产之后的繁重责任，不如丢掉现在懒洋洋的做派，学着成为另一半眼中靠得住的男人，将来我们也会成为孩子眼中了不起的爸爸。

我首先要承认：最省力的方式看上去的确轻松又方便。比如，你洗自己衣服的时候漏过她的（因为你不知道怎么洗她那些高档内衣，又不想问她，也不想学习），或者你在擦自己的自行车时不擦她的，结果新的一周开始，你的自行车干干净净，她的却像刚从湖底淤泥里捞上来一样。平时你这么做或许还能蒙混过关，但现在肯定是行不通的。妻子怀孕是你这一生中最重要的经历，请你采取实际行动，积极参与进来。

在我至亲的朋友当中，我是第一批步入人生重要阶段的人之一（结婚早，要孩子也早）。虽然没有公开表示过，但我的确会感到恐惧。我的恐惧一部分来自担心失去朋友，毕竟我曾那么用心地维系友情。但是时间让我真正成长为男人。意识到这一点后，我决定抛开恐惧，遵循生活的步调。真正的朋友，自然会视情况变化，在我身边找到合适的新位置，而我的情况是，我有了自己的家庭。我下定决心，无论经历几次怀孕（命运垂青，目前我们经历了四次），我都会尽可能陪在妻子身边。幸运的是，直到今天，我只有一次没能陪着她去做产检。

在妻子第一次怀孕的这段黑暗时光里，感觉自己一无所知、毫无头绪是很正常的，当时我差不多也是这样。但我抓住了这个富有挑战性的机会，巩固与妻子的情感连接，让我们的关系更加亲密。虽然我们都不想承认自己的恐惧和脆弱，但没有比现在更合适的补救时机了。虽然我的缺点远远多过优点，但我牢记自己的失误和难堪，尽力弥补，并做好笔记以后永不再犯。

你们即将走进一片广阔的未知世界。不用怕，我与你们在一起。

不管你是从很久之前就决定积极扮演好准爸爸的角色，还是刚刚意识到要这么做的，在接下来的内容中，你都会了解到你能做什么，或是本来应该做什么。

在这方面，准妈妈已经在很好地学习了。我也会为你提供必要的知识，和你一起完成这令人难以置信的身份变革。换下你心爱的运动短裤，摘下你的运动手环吧，穿上工装，我们要干活了！

一个准爸爸的自白

当我决定把精力投入妻子怀孕这件事上时，她已经怀孕16周了。我很快就注意到了此前她读过并牢牢记住的那些书，现在正在马桶后面积灰（我相信她是故意把书放在那里暗示我的）。

我很想弄明白她的身心会发生哪些变化，这样我才能做好我的工作。我挑了一本大部头，刚读了前面几章，就感到无比沮丧。书里有不少信息，除了一些与父母双方都有关的，剩下的几乎都是写给妈妈看的。对于我这个想了解日常实用信息的新手爸爸来说，这本书一点用也没有。

因此，在写这本书的时候，我的主要目标除了向爸爸们介绍怀孕的不同阶段，还会具体指出在每个阶段你要怎么做，才能帮助准妈妈和你们这个马上要扩大规模的小家庭。我自己用了差不多4个月才“赶上进度”，而你却可以从现在开始。这是一场为期12个月的“怀孕行动计划”——除了9个月孕期外，别忘了还有产后的3个月，你要积极参与、全情投入，并取得成效。

在过去的8年里，我在博客上写了500多篇文章，我的第一本书《要孩子还是要活命——一位非自愿全职奶爸的自白》（*Dad or Alive: The Confessions of an Unexpected Stayat Home Dad*）便是建立在这些文章的基础上。这是一本爆笑的育儿回忆录，讲的是我从全职电视台节目负责人最终成为全职奶爸的坎坷经历。我还为《赫芬顿邮报》育儿专栏、育儿网站The Bump和《父母》杂志写过一些文章。2013年，我为A&E电视网制作了一档真人秀节目《现代爸爸》，这档节目聚焦于美国得克萨斯州奥斯汀市的全职爸爸们。2017年年初，我在一个名叫“爸爸的生活”的大型在线社区担任品牌创意主管。我的职业生涯一直与“父亲”这个角色有关，我也经常与那些专业、权威的父亲一起工作。你一定以为我对怎么做父亲很熟悉，其实并不是。即使现在我已经准备迎接第四个孩子，仍然会感到茫然，很多我自以为已经掌握的东西仍然需要重新去学。

尽管如此，我写这本书仍然是正确的决定。如果我第一次当爸爸时就知道这些，就不会有那么大的压力了。但话说回来，当时我甚至不知道自己究竟不知道些什么，也不知道该问些什么。如果能从那些经受过真正考验的父亲那里得到指导，我将获益良多。这就是我写这本书的出发点。我要把我犯过的错误、得到的教训、刚当上父亲就应该明白的东西，都放在书里。我会以周为单位，对你可能不知道的事情做详细介绍。别等到孩子出生，甚至高中毕业了，才开始努力成为一个好爸爸。

每周孕程

每周伊始，浏览一下本周孕程发展，就像每个周一看看本周计划一样。我会结合实际情况和亲身经历，罗列出每周关键信息，包括宝宝的生长数据、妈妈的变化情况及本周需求、产检预约提醒和详情、即将发生的特别事件以及你要完成的事。另外，因为并不是每周都有重要预约或重大事件，甚至不一定有孩子（比如“第1周 孕前预备”），你可以从与你相关的那一周开始读起，关注眼前即将发生的事。

每周任务清单

虽说我们没有责任去猜另一半心里想要什么，但当她怀孕时，我们做准爸爸的就有责任去多了解一些、多承担一些。我会帮你仔细列出每周的任务清单，这样你就知道发生了什么，要发生什么，以及你应该做些什么。如果你从早到晚只会泛泛地问“我能为你做些什么”，你就等于还是把所有的责任都推给了她，自己仍旧毫无用处。积极主动一点，向她证明，最重要的是向你自己证明，你有能力、信心和动力成为她的坚强后盾。

我想事先说明一点，我在书中列出的每周任务清单，并不是简单地指当她累得没力气做饭时，你才负责点一顿外卖，也不是在她发话之前你就把垃圾倒了。为了减轻她怀孕期间的压力，你要主动承担起绝大部分家务（主要是你也没办法帮她怀宝宝）。每天晚上你要负责洗碗、收拾房间，也要准备好每周的饭菜。这就是我要给你的每日实用建议。

此外，我还会提醒你把一些事情提前安排好，做好宏观计划，包括把下次产检时要向医生咨询的问题列成清单，考虑要不要为了全家着想搬去一个更合适的居所，存些钱雇个保姆（如果有需要的话），或是找理财专家帮你做做预算，给一些投资建议。这些做法可以让你的小家庭基础更稳固。

虽然这些事的确会产生巨大影响，但生活中并不全是这种里程碑式的大事件和重大决定，还有许多看上去似乎微不足道的小事，构成了无数温情的瞬间，比如你可以帮她放松放松，缓解一下压力，或是给她个小惊喜，博她一笑。

最后要说的是，虽然我已经尽力选择最能引起大多数家庭共鸣的、最容易操作的项目，但你还是要和另一半充分交流，保证两个人的目标和想法是一致的，这非常重要。永远记住沟通是关键。当然，你也可以回到从前的生活状态中，只要你觉得在孕期这么做对你有好处，未来对你们的亲子关系、夫妻关系等都有好处。

不同类型任务清单

我在妻子第一次怀孕时感到痛苦的另一个原因是，我不知道“支持她”究竟是什么意思。“支持”这个概念模糊不清，可以有很多种解释。在这本书中，我将对每周你能提供的支持进行分类。你会发现某些类型的支持远远多过其他类型，这就清楚地回答了之前你所提的问题：她需要什么，你可以为她做些什么。以下就是我的分类清单，你在此后的内容中会经常见到。你可以根据实际情况增加项目，将它变为你的个性化清单。

营养师：这个角色要保证她的身体健康和营养供应。除了为她准备饮食外，你还要帮她应对晨吐、疲劳、产奶、缺铁等各种问题。

陪护师：这个角色要负责所有与孕期护理和分娩相关的工作（除了上一条提到的营养供给外），还要为生产后的妈妈和刚出生的宝宝提供护理工作（也就是喂奶）。

家庭总裁：这个角色要承担绝大部分家务劳动，并主动把家里该做的事做好，这样你的伴侣就不会在胃里翻江倒海的时候，还要记挂着干净衣服还没叠好，或是肚子大到连自己的脚指头都看不到时，还要回答你那些“某个东西在哪里放着”的蠢问题。

谈话发起者：这个角色要负责发起讨论，这样你就可以及早发现哪里不妥并加以解决，防止它发展成潜在的问题。你还要保证两个人沟通的连续性和开放性。

预算分析师：要孩子可能会花费一大笔钱，因此这个角色要负责建立家庭预算并严格执行，保证家庭成员的需求得到满足，将现有的生活方式维持下去。

解压师：怀孕期间准妈妈可能会压力爆表，因此这个角色要负责帮助她缓解身心的双重压力。你不妨为两个人多制造一些轻松、有趣、悠闲的休息时光，这样你也可以喘口气，休息好了再出发。

关系黏合师：有了孩子之后，你和另一半的亲密关系很容易受到影响，因为在孕育孩子的过程中，你们的优先级不可避免地会发生改变，一切都要以孩子为第一位。尽管如此，你还是可以利用一些小事，将两个人紧紧联系在一起。这个角色就是要负责规划这些小事，比如准备一次特别的晚餐，策划一场约会，甚至利用备孕的时机来加深感情。

趣味项目策划者：在期盼新生命到来的过程中，最好的事情之一就是与亲朋好友分享你们的幸福和喜悦（当然，要在合适的时间，与真正关系亲密的人分享）。这个角色要负责策划分享活动，比如宣布孩子出生的消息，是男孩还是女孩。由于现代化设备不断升级，你可以选择各种方式，如照片、视频等，将消息通过各种社交媒体发布出去，既先进又简便，还可以随时与收到消息的人互动交流。

孕期共情师：由于男性不用自己生孩子，很难真正体会到另一半在怀孕中的感受，因此，共情会对你有很大的帮助。这个角色要负责设身处地地为她着想，更好地满足她生理和情感上的需求。

产后共情师：这个角色与孕期共情师大同小异，只是上岗时间在宝宝出生后。对妈妈来说，这是一段痛苦恢复期，也是激素水平持续波动期，会出现情绪不稳定、容易疲劳等情况。在这个阶段，妈妈还要学习如何给孩子喂奶、安抚孩子、哄孩子入睡等技能，肩负着很多责任，面临很多挑战。因此你的任务就是要充分明白她在这段时间里需要什么。

提前规划师：想要得到最好的结果，或是防止意外情况发生，提前规划是关键。这个角色的任务就是凡事提前一步，大到孩子出生前就对你们的居住条件进行评估，小到准备住院待产包，在第一次产检前列一张咨询医生的问题清单。

育儿师：这个角色负责一切照顾宝宝的工作，通常都要求独立完成，比如换尿片、安抚宝宝、哄宝宝睡觉、陪宝宝玩耍。

加分项目：你可以做一些体贴周到的事，向另一半表明你关心她的幸福，感谢她为了把你们的孩子带到世界上来所做的一切努力和牺牲。

“爸爸”这个角色已经开始了

你心里可能还是会嘀咕，为什么你需要投入这么多，尤其是她身边已经有了医生、各种书、她妈妈、她妈妈的朋友以及她自己的本能。你可能还会想，你整天都在忙着做家务、列各种约见医生时要问的问题，什么时候才有时间满足自己的需求。如果现在你还是没明白自己的角色，我建议你读下去，继续学习。

我永远忘不了妻子第一次怀孕时对我说过的一句话："女人在发现自己怀孕的那一刻就已成了母亲，而男人则要到第一次抱起孩子时才成为父亲，这当中隔了整整9个月。"其实，我们男人应该从一开始就担起责任来。我们要努力认识到，怀孕不该是一段孤独的旅程。一个最简单的总结就是，凡是对你的另一半重要的，对你应该同等重要，因为你是在建立一个家庭。换句话说，你不再只是你自己，你做什么、不做什么，都会对整个家庭产生影响。请相信这一点。

孕产过程的4个阶段

在怀孕的9个月里，如果父亲能全程参与，那么在产后至关重要的前3个月里，他也能应付得游刃有余。这3个月通常被称为“第4阶段”。这源于一个理念：人们认为婴儿出生后的前3个月实际上只是生活在子宫外的胎儿，他们需要持续不断地喂食（每两个小时一次，或是根据需求，饿了就喂）。他们的身体暂时也无法调节温度，需要外界保持不太热也不太冷的环境。在这段时间，妈妈和宝宝需要有大量的肌肤接触，这样可以促进母乳分泌（如果她选择母乳喂养的话），也可以让宝宝觉得温暖、舒服。

总之，妈妈非常需要你与她并肩作战！她正从分娩或剖宫产的经历中恢复身体，可能还要24小时给孩子喂奶，同时身体里的雌性激素水平开始回落，对她造成一系列影响。在恢复身体、缺乏睡眠和基本的生存需求面前，这几个星期对新手父母来说都很不容易。

因此，你才要从第1阶段开始就参与进来，始终与她在一起，这样到了最艰难的第4阶段，你们应对起来才能轻松一点，不至于那么难熬。你们二人的准备工作做得越好，这个小家庭才会越好。

当你们出院回到家，安顿好一切时，你就会发现你们之前的时间安排和生活方式有多重要了。一切照原样按部就班会减轻很多压力，你们也能有更多心力去好好照顾孩子。

我的一位好朋友经常说：“父子是另一种形式的兄弟。”欢迎加入我们，新晋爸爸！你会做得很好的！

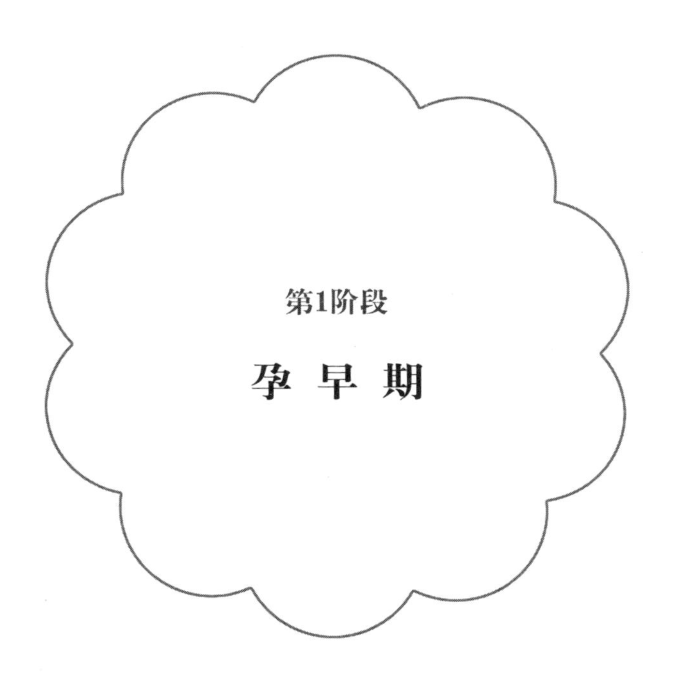

第1阶段

孕 早 期

怀孕的前3个月是最艰难的时光，但我在这里呢！不管怀孕在不在你们的计划中，当月经没有如期而至时，你们的“怀孕冒险旅程”就拉开序幕了。不要浪费钱去做什么昂贵的早孕检测。一旦你们肯定有宝宝了，此后的几个星期里就会面对很多问题，接下来我们就将回答这些问题。我们将频繁提到这些现象：乳房和乳头更加柔软、乳晕颜色加深或变得凹凸不平、阴道轻微出血、容易疲劳、肚子发胀以及频繁去厕所。别担心，你们会习以为常的。到最后你自己都会变成专家！

在前3个月，你要考虑的最重要的事情之一，就是现在的生活方式是否要做出调整。像烟酒这样的东西对宝宝是非常不好的。妈妈要时刻记着，摄入身体的每一样东西都会直接作用于宝宝，因此健康的饮食和充足的休息都是至关重要的。你可以温柔地鼓励妈妈这么做。

你和另一半一起做的第一件事就是找到你家附近比较可靠的医生[①]。你们可以请你们的主治医生推荐，也可以找住在附近的父母或朋友打听。在预约好第一次产检之后，务必了解清楚你们有没有家族病史，也要记住她上一次来月经的时间等重要日期，这些都是医生要了解的关键信息。

请记住，在接下来的12周里，妈妈的身体会为宝宝长时间居住而做好准备，随之而来的是身体激素水平的剧烈变化。这些都是正常的。这段时间里，妈妈非常需要你的支持，包括身体上的和情感上的。作为另一半，你的任务就是帮她适应这些变化，不会过分受到情绪波动的影响，多帮她放松，多为她分担一些难题。

发现另一半怀孕了，第一次在超声波影像里看到自己的宝

---

①在美国，妇产科医生即OB/GYN，这个词包括两部分：obstetrics，即产科医生，主要关注的是怀孕和分娩情况；gynecology，即妇科医生，关注的是女性生殖系统的整体健康。——译者注

宝，可能还隐约听到了宝宝的心跳声，这些都是你们生命中充满喜悦和感动的重要时刻。与你的另一半尽情享受这种生命紧紧相连的、不可思议的美妙体验吧！把一个新生命带到这个世界上来从不是件容易的事，它是一个奇迹，是值得祝福的！

第1个月

你的另一半刚刚怀孕时，你们是注意不到任何身体或情绪上的变化的。她能感觉到的可能只是乳房有一点胀大和酸痛，但绝大多数情况下，此时妈妈的身体已经开始为接下来8个月宝宝的生长做准备了。听起来小菜一碟，是吧？其实并不是。

从现在起，你和另一半就要好好审视一下你们的生活方式，看看它是否有利于生出一个健康漂亮的宝宝了。也许现在就是做出改变的时候（如果你们原本就生活得很健康，可能也不会有太大改变），毕竟你要当爸爸了！把钱存起来做一些可靠的投资，别再投在那些不靠谱的项目上。

虽然怀孕第1个月还不会对你们的生活有什么显著影响，但做个好的伴侣，成为妈妈坚实的后盾，永远不嫌早。别太紧张，这可能是你一生中最不可思议的一次冒险！

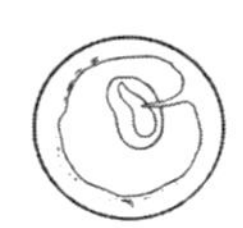

1个月大的胚胎

胚胎发育

胎盘，脐带，羊膜囊，小尾巴

胚胎大小

像一颗小小的太阳花种子，一粒盐，一个句号

第1周

孕前预备

第2周

排卵与受精

第3周

怀孕开始

第4周

着床与快速分裂

第1周　孕前预备

纵观整个孕期，有件事我一直不太明白：这一周实际上我妻子还没有怀孕，但已经算是进入孕期第1周了。这是因为40周的孕期其实是从妈妈最后一次来月经的日子算起的。这么算是有原因的，来月经的日期比排卵日期更容易确定，来月经的迹象很明显，但排卵的迹象许多女性很难注意到。这也是一种国际通用的、比较可靠的算法。

很多年来，我和妻子都会开玩笑地把这段时间称为“约会时间”或“演习时间”。在前三次怀孕过程中，我们很幸运地（这也取决于你怎么看待这件事）只经历过一两次“约会时间”，就收到了验孕棒给出的好消息。我已经准备好迎接下一次了！

我妻子到了第三次怀孕的后期，就被算作高危孕妇了，因为她已经35岁了。那一次我们花了不少“约会时间”才成功怀孕，当时我们用了几个月来确定她的排卵期，算好时间，终于取得了满意的结果。请注意，有时即使过了几个星期，你的另一半可能都不会表现出任何怀孕的迹象，但她仍然会排卵，为受孕创造条件，准备迎接大事发生。

第 1 阶段	第 1 个月	第 1 周
妈妈状态 ● 正在来月经，处于排卵周期的第 1 周。 不容错过的事 ● 去医院做个孕前检查，看有没有会明显影响怀孕的健康问题。		

每周任务清单

孕期共情师：从一开始就表现出你的关心。既然怀孕、让家庭更完整是你们两人共同的决定，那就请你坦诚地与另一半谈论你的期望与恐惧；反过来，也要问一问她的感受。有一点是肯定的，你们可能就要把一个漂亮的宝宝带到这个世界上来了，这是一件令人兴奋的事。

营养师： 你的另一半很可能要提前补充叶酸。这种维生素能有效降低胎儿神经管畸形（脑部和脊髓）的发病率。许多食物里都含有叶酸，比如干豆、豌豆、坚果、牛油果、西蓝花、羽衣甘蓝、萝卜和秋葵等。发挥你的厨师潜力，为她做一些简单又美味的东西，比如牛油果吐司。如果有时间，你还可以用慢炖锅煮点豌豆汤，对她和未来她肚子里的孩子都有好处。

陪护师： 选择健康的生活方式。派对该结束了！提醒她千万不要抽烟喝酒！希望她在你提醒之前就已经戒掉了。如果你自己抽烟或喝酒，也许应该为他们着想，趁这个机会戒掉，至少在她身边时克制一下自己。

孕期共情师： 要给你的另一半多一点支持。不是每个人都能很快怀孕，帮助她保持乐观，不要有不必要的担心。

第2周　排卵与受精

到了排卵周期的第14天。等一下，你没收到电邮通知？没有人一大早打电话告诉你？排卵不一定就是今天，而是通常在第12～16天，所以这段时间你们都要忙起来了。

前文中我说过，今天就是精子和卵子“约会”（也可以叫“练习”）的日子。首先要承认的是，你会承担很多不必要的压力。一旦卵子排出，最多只能存活12～24小时，受精必须在这段时间内完成。你们两人应该为了实现共同的目标而齐心协力，养成最健康的生活习惯。你们现在付出的所有精力和努力，最终都将获得巨大的回报。

我不知道是不是真有人用灵魂乐歌手巴里·怀特的音乐来调节气氛，但这是个思路。你可以把平时创建的爵士乐或慢节奏舞曲歌单调出来，调大音量，把胡子刮一刮，喷点男士香水，找一件有领子的衬衫穿上。这会是无比美妙的一个小时（对我而言是美妙的几分钟）。

如果本周受精成功，你们的宝宝就会以受精卵形式通过输卵管，被输送到子宫里。即使是质量最佳的精子形成的受精卵，也需要3～5天时间才能到达子宫内着床。

有一个简单的方法可以帮你搞清楚时间——只要记住7、14、21和28几个数字就好。如果她的月经周期是标准的28天，以月经期为第1周，那么第14天就是排卵期，第21天就是着床期，到了第28天，又是一个新周期的开始。

第1阶段	第1个月	第2周

宝宝状态

- 卵子与精子相遇。
- 本周，受精卵可能已形成，但体积还非常小，大概如同针尖一般。

妈妈状态

- 月经期结束，来到了排卵期。
- 宫颈分泌物可能会增加，可能会有经间痛。这是一种与排卵有关的疼痛感，大多数女性甚至感觉不到。
- 雌激素水平上升。一个月经周期之后体重可能会增加0.2千克左右。另外，受精之后，她的性欲可能更容易被唤起，所以多给她听听助兴音乐。

不容错过的事

- 排卵期的美妙性爱时光。

每周任务清单

陪护师：让妈妈多休息，保证睡眠非常重要。在整个孕期，妈妈都要有健康的睡眠习惯。注意不要影响她——没必要非得在周日晚上看无聊的足球节目，吵得她半夜睡不着觉。

营养师：注意营养。在未来的9个月里，营养都是重中之重。如果宝宝出生后妈妈采用母乳喂养，就更要保证营养了。你可以准备一本精美的手账，送给她作为惊喜，鼓励她记录下自己吃了什么，本周做了多少运动。你们也可以商量好一起锻炼，每天下班后一起散散步也不错。

加分项目：美酒佳肴，或者去掉美酒，只有佳肴——谁说备孕就一定是个苦差事？在真的怀孕之前，你们完全可以把晚间时光当成真正的约会来安排。邀请她出去吃大餐、看电影。也许你们玩得太开心，忘了自己在努力要孩子，而没有压力的状态正是对怀孕有益的，谁知道呢？

第3周　怀孕开始

如果一切顺利，你的精子应该已经加速前进，呼吸几口美妙的空气，然后一头扎进卵子中了，如同电影里的高科技突击车一样。这样受精卵就形成了。它通过输卵管进入子宫，完成了它的旅程，并在那里继续细胞分裂。我知道，我知道，坐下来平静一下，在太阳穴涂点精油醒醒神，我不打算在这里大讲数学。

受精卵会在形成后数小时之内开始首次分裂，几天下来，它会发展成一个细胞球。说是细胞球，但目前它还是比这句话末尾的句号小得多。

恭喜你，现在妈妈的子宫里已经有了一个囊胚！当然，对于成长中的宝宝，“囊胚”可能不是个最可爱的名字，我想你和你的另一半最终会想出个更合适的。在我们的小家和我们俩的大家庭里，从“豌豆”到“豆芽”，从“糖豆”到“果冻”

再到“软糖”，什么名字都叫过。你可能会喜欢更有阳刚气的称呼，比如“猛男”或“执法者”，或是银幕硬汉查尔斯·布朗森。这完全取决于你。

第1阶段	第1个月	第3周
宝宝状态 • 受精卵持续分裂，但仍然极小。 • 受精卵分裂到大约100个细胞，这个阶段被称为“囊胚”。 妈妈状态 • 由于排卵，宫颈分泌物更加浓稠。 • 她的基础体温略高于正常水平。 • 她的情绪可能是乐观且平静的。		

每周任务清单

加分项目：可以适当增加些甜点。妈妈可能会发现，随着体内激素水平的变化，这周自己的食欲有所增加，没必要对此太过苛求。其实，如果在家里是你做饭，你完全可以给她制造些惊喜。当然，腌渍物和冰淇淋我还是不建议吃。

第4周　着床与快速分裂

不管对你还是对妈妈来说，这都是令人兴奋又烦恼的一周。当她发现自己月经没来时，可能马上就会去买验孕棒，不过最好等到月经晚了一周之后，检验结果才最准确。要挑对验孕的日子并不容易，如果验得太早，你们可能会得到假阴性结果。不过，假阳性结果却几乎不可能出现。

在家验孕检测的是尿液中的hCG（人绒毛膜促性腺激素）水平，一旦受精卵在子宫里着床，这种激素就会大量分泌。有些验孕方式早在月经推迟几天之前（通常在第28天）就能给出检验结果。不过，除非你愿意付费，否则最好还是再等等，免得不准确的结果给你们带来失望。

子宫里那团小小的细胞球现在正式被称为“胚胎”。它钻进子宫内膜里，发育长大，直到分娩。着床之后，胚胎就开始了快速分裂。它将分裂为两组：一组将成为胎儿；另一组则将成为胎盘，从母体中取得营养，并提供给胎儿。

羊膜囊（也就是羊水袋）开始形成，卵黄囊也开始形成，它最终会被吸收进宝宝发育中的消化道。胚胎的每一层（共有三层）都开始发育成为宝宝身体的不同部分。

- 内胚层——最终会成为宝宝的消化系统、肝脏和肺部。

- 中胚层——最终会成为宝宝的心脏、性器官、骨骼、肾脏和肌肉。

- 外胚层——最终会成为宝宝的神经系统、头发、皮肤和眼睛。

看看，多少大事正在发生！为什么我没有在知道怀孕的第一时间就负起责任来？现在想来当然不难理解，也许是因为我已经和当年不同了，我现在年龄更大，也更成熟了，我已经明白这是一个极富吸引力的过程。

第1阶段	第1个月	第4周

宝宝状态

- 细胞球的体积持续增大，现在大约是一粒太阳花种子的大小。
- 你的宝宝可以正式被称为“胚胎”了。
- 宝宝的身体器官本周开始发育。

妈妈状态

- 胚胎附着在子宫内膜上，这个过程被称为“着床”。
- 着床后7～12天，有些女性可能会出现轻微出血和痉挛现象，出血是断断续续的，同时伴有轻微腹痛。
- 本周，妈妈可能注意到了乳房的一些变化，比如乳头更敏感、有触痛感，乳房柔软、肿胀。
- 小便次数增加，这通常是怀孕最早的征兆之一。

不容错过的事

- 如果在家验孕得到的结果呈阳性，你需要立刻去医院做检查。

每周任务清单

谈话发起者：重新评估你们的生活状况。

你们住在哪里？这是一个抚养孩子的健康环境吗？

当你们就未来是否搬家的问题展开坦诚讨论之前，应该先问问自己这些问题。如果你们家里没有足够的空间来容纳即将到来的小生命，那你就要积极主动地利用各种房地产基础服务，或者想别的办法改善现有的居住环境。

你有足够的空间来开辟儿童房吗？我妻子怀孕的时候，我们住在洛杉矶西部一套两居室公寓里。一开始我担心空间不够，不过在我被迫把其中一个房间（原本是我的工作室和娱乐室）改造成了儿童房，把墙壁刷成粉色，又换上了雪纺的窗帘之后，问题就解决了。

为了迎接8.5个月之后就要降生的宝宝，你们的生活需要做出哪些改变？请你接受这个现实——“扑克之夜”该取消了。你不能还留8个大老爷们儿在家里，抽着烟、喝着朗姆酒、打着牌，搅得妈妈根本无法休息。

陪护师：陪你的另一半一起去做产检。事先沟通好两人都方便的时间，预约好第一次产检的日期后，就一定把时间安排出来。在候诊的时候拉着她的手，帮她缓解紧张情绪，这种经历日后将成为你们难忘的回忆。

第2个月

表面看来，妈妈的身体并没有什么明显的孕相，你们很可能也还没有把这个消息告诉任何人。但你没说，不代表她自己感觉不到。

妈妈一天比一天累，恶心也越来越严重，可能已经开始晨吐。她体内的激素水平出现了巨大变化，乳房也开始为产奶做准备，乳头会变得非常疼，因此，小心触碰！

到了这一阶段，你的另一半需要你全方位的支持。鼓励她健康饮食、适度锻炼，小心对待她的身体。你要帮她创造完美的身体内部环境，也要为她营造平静的家庭生活氛围。

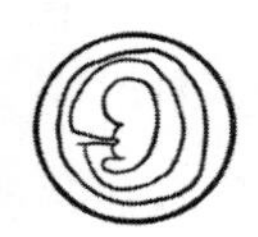

2个月大的胚胎

胚胎发育

脸，眼睛，手，脚，神经管，心脏

胚胎大小

像一颗小花生，一颗软糖豆，一片阿司匹林药片

写给准爸爸的第一本怀孕指南

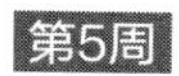

神经管

第6周

宝宝有脸了

第7周

手和脚

第8周

手指和脚趾

第5周　神经管

我总觉得，在我完全没搞清楚发生了什么之前，怀孕的第一个月就匆匆结束了。即使你的伴侣从表面上什么变化都看不出来，很多事情已经在发生了。

胚胎现在看起来越来越不像一团细胞球，而是更像蝌蚪了。还记得上周我们说过的外胚层吗？它将发育成为神经管，是未来整个神经系统和脊柱的发展基石。

中胚层是循环系统、骨骼、早期的心脏和血管的发育起点。

第三层即内胚层，将最终形成宝宝的内脏器官，但现在它连接着胎盘，为宝宝输送发育所必需的营养物质。

从外表看来，妈妈可能仍然没什么变化，不过，随着孕程发展，她可能偶尔会觉得恶心、乳房触痛，小便的频率也在增高。

第1阶段	第2个月	第5周

宝宝状态

- 你的宝宝长到了一粒小柠檬籽大小。
- 心脏开始成形，大约是一粒太阳花种子大小，并开始跳动。
- 神经管目前是打开的，但到了下周就会关闭，最终会发育成宝宝的大脑和脊髓。

妈妈状态

- 乳房仍然触痛，可能还会胀大。
- 尿频现象仍在持续。
- 她可能还是觉得恶心。
- 时常觉得疲惫。

不容错过的事

- 希望你已经安排了第一次产检。

每周任务清单

家庭总裁：你要负责绝大多数家务劳动。你可以试着这么去理解：不管妈妈现在是不是做着全职工作，她都接手了第二份工作——在身体里养育一个孩子。四下看看，判断一下维持正常的家庭生活最需要做的事都有哪些，尤其是妈妈平时在家经常要做的，比如打扫房间。这段时间妈妈觉得累是很正常的，你要帮她分担家务，鼓励她放心歇着，把脚垫高一点会更舒服。也许多了解一点这个家的收纳系统会对你有帮助，也可以把东西重新整理规划，让家的布局更合理。提醒你一句：大多数女人都觉得男人在收拾房间的时候很性感。

陪护师：当你们外出活动时，及时提醒她附近有厕所。你会惊讶地发现她小便的频率有多高！上车之前提醒她上厕所，当她中途需要下车去厕所时，第二次去，第三次去……耐心一点。

第6周　宝宝有脸了

每当书里或网上讲胎儿发育时说到“我的宝宝有脸了”，我总会觉得特别滑稽。我的脑子里几乎立刻会出现克里斯·法利、杰克·尼科尔森和奥普拉几张极具特色的脸。

其实，你的宝宝没有告诉你现在它还只是小小一团，脑袋占了整个身体的很大一部分（整个身体也就6毫米多一点），眼睛、耳朵和鼻子才开始形成并分化。持续跳动的小心脏正通过细细的血管向全身输送着血液，几个小小的突起变得明显起来，它们最终会发展成宝宝的胳膊和腿。

妈妈的腰腹还是没有明显变化，但她的乳头颜色更深、乳房更大。她的头发可能会变得更浓密，这是激素在阻止脱发。她的指甲可能也会变得更硬。

第1阶段	第2个月	第6周

宝宝状态

- 眼睛、耳朵、脸颊和下巴都在发育中。
- 肾脏、肝脏和肺叶正在成形。
- 心脏每分钟跳动110次。

妈妈状态

- 胚胎太小了，从外表上还看不出来，但妈妈可能变得容光焕发。
- 可能头发更浓密，指甲更硬了。
- 乳房更大，乳头颜色更深。
- 体内激素水平变化可能导致她情绪出现波动。

不容错过的事

- 第6周你们要去做第一次产检。医生将对妈妈的尿液和血液进行检查，看是否缺乏营养，也会为妈妈称体重、量血压。
- 医生可能会做一个快速的盆腔检查。

每周任务清单

谈话发起者：为第一次产检做准备，把妈妈要问医生的问题列成清单。还有一个重要的事：你应该知道妈妈最后一次月经是哪一天开始和结束的。你的用心会让她刮目相看。

陪护师：鼓励妈妈多做运动。你倒不必化身剑术大师，让你的另一半去练剑术或鹤蹋，这可能不太合适，但每天适当的锻炼对她和宝宝的健康都大有好处。还记得情人节你买的情侣运动手环吗？是时候拆开来用了。

陪护师：留意妈妈有没有孕期情绪障碍。对付焦虑和抑郁的最佳方式就是预防。记住，绝大多数女性都会产生这些情绪，因此你要对她保持关心，多问她的感受。

第一次产检要问医生的问题

她的体重应该增加多少？以什么速度增加？

考虑到她的年龄，有什么事情是她要特别注意的吗？

她需要做什么特殊检查吗？如果需要，什么时候检查？

饮食方面有什么要注意的？她应该多吃什么，不吃什么？

她适合做运动吗？每天做多长时间？

她还能过夫妻生活吗？有什么要注意的？

她还能不受限制地旅行吗？以多久为宜？

她能染发吗？能做按摩吗？

她应该补充孕期维生素吗？

如果她还有其他问题咨询，可以给您打电话或发邮件吗？

第7周　手和脚

本周会出现各种信号，有些会准时出现，有些可能不会出现得那么准时。宝宝正以惊人的速度成长着，它的骨骼已经完全成形，但还不是我们通常见到的那种坚硬的形态，而是柔软富有弹性的。我们上周说到的那些小小的突起，本周看起来更像小浆果了，它们正分化为手、胳膊、肩膀，以及腿、膝盖和脚。宝宝的消化系统、肾脏、肝脏、胰腺和阑尾现在都已发育成熟。谢天谢地，接下来几个月里，你暂时还不用去换那些臭烘烘的尿布。

本周妈妈可能开始有点不舒服了。恶心、晨吐或对某些食物反胃的程度急剧增加。在整个孕期里，这段时间总是让我印象深刻。每当我们又幸运地迎来一个孩子，我妻子的嗅觉超级敏感期就会像上好闹钟一样如期而至：某天早上她一觉醒来，开始满屋子到处闻。她的鼻子皱成一团，和眼睛挤在一块儿，我就知道——又开始了。

首先，她会把注意力集中在我的运动鞋，或是女儿光脚穿了几个月的雪地靴上。然后她会去闻我的车，或是儿子卧室的壁橱（我家狗几个月前曾把半块比萨“埋”在那里，后来那儿简直成了化学实验室）。最后，她在超级敏感的嗅觉指引下，会来到厨房的冰箱前，于是我就被毫无征兆地正式任命为“闻一闻看看它坏了没有”专员。我觉得我应该把这项新技能写进我的简历里去。

这项工作是干什么的？主要就是侦查冰箱里有哪些临近保质期的东西，并负责判断要不要扔掉。

我妻子对酸奶油、不新鲜的牛奶、蓝纹奶酪或我不知怎么忘了扔掉的“发酵馄饨”完全无法容忍。对她来说，这意味着我可以连冰箱一起扔了。

第1阶段	第2个月	第7周

宝宝状态

- 宝宝已经长到和蓝莓一样大小了，整整长大了10000倍！
- 全身骨骼已经成形，但仍然柔软富有弹性。
- 大脑正以每分钟增加100个细胞的速度发育。
- 消化系统、肾脏、肝脏、阑尾和胰腺都在发挥各自的功能，处理宝宝身体里产生的废物。
- 小果状的突起持续生长，很快会分化为宝宝的手和脚，最终还会形成胳膊和腿。

妈妈状态

- 子宫增大了一倍，以容纳日渐长大的宝宝。
- 胎盘的毛发状突起已经形成，称为绒毛，它负责将营养物质从母体运送到宝宝体内。
- 可能会出现晨吐和厌食现象。
- 出现第六感，比如拥有了超级嗅觉。
- 性欲可能会增强。

不容错过的事

- 如果第6周你们做完了产检，那么医生可能会建议你们回去商量商量，要不要做基因或染色体检测。

每周任务清单

家庭总裁：彻底打扫房间——妈妈的超级嗅觉可不是闹着玩的。考虑做一下深度清洁，比如买（或租）一台地毯蒸汽清洁机，把冰箱冷藏室和冷冻室都清理干净，把不新鲜的东西统统扔掉。把大大小小的垃圾桶拖到外面，用肥皂把它们都洗干净。

营养师：开发烹饪技能，试着烤点根茎类蔬菜，比如甜菜或小胡萝卜，也可以试试烤甘蓝或菜花。

关系黏合师：如果外面天气不错，你们可以去附近的公园转转。公园里可能有散步道，你们可以散散步。如果你想让“节目”更丰富一点，可以带卷毯子，带几瓶苏打水，再带些硬奶酪（软奶酪对孕妇不好）和饼干，这样你们就能在公园约会了。

加分项目：让家里充满她喜欢的香味。看看她喜欢什么样的自然气息，紫丁香或是檀香，下班回家的路上你可以去商场里，大大方方地挑一款扩香器！

第8周　手指和脚趾

本周你终于可以松口气了，因为宝宝的小尾巴已经基本消失。喝杯冰啤酒，冲个澡吧！

想得美。本周还有很多事情要做，你要努力赶上进度……

但的确要祝贺你！不光是因为宝宝现在看起来不那么像爬行动物，而是更像人类了；还因为它现在已经有了眼睑，肺叶也正在发育，小心脏的跳动速度是你的两倍。它开始出现一些自发性动作，手指和脚趾也更加明显了，虽然看起来还是很像青蛙，或是戴着鸭蹼手套在游泳池里划来划去，好像在备战奥运会的那个家伙。

脚趾是个有趣的话题，需要特别讨论一下。宝宝的脚趾会像我的一样正常，还是会像我妻子的一样是“莫顿趾”（第二根脚趾比大脚趾更长）？在我家这是一个经久不衰、会引起激烈争论的话题。

无论如何，脚趾就是脚趾，哪种都好看，只不过将来他在穿人字拖或露趾鞋的时候可能要多当心一些。我妻子一直声称长“莫顿趾”的人比其他人更聪明、更有创造力，但我经过进一步研究，现在可以很肯定地说：“你的看法大错特错！”（反击的感觉很棒，但我跑题了。）

第1阶段	第2个月	第8周

宝宝状态

- 宝宝现在相当于一颗小花生大小。
- 心脏以不可思议的速度跳动着，每分钟高达150～170次。
- 蹼状的手指和脚趾正在发育中，眼睑也在发育。
- 通向大脑和支气管的原始神经通路正在形成。

妈妈状态

- 腹部依然平坦，不过由于子宫扩张，她偶尔会觉得腹部隐隐作痛。
- 情绪低落，嗅觉异常灵敏，晨吐，胃口大开，也可能仍然反胃。
- 小便依然频繁。
- 可能觉得疲惫乏力。

不容错过的事

- 如果你们还没有做第一次产检，就要抓紧时间，尽快去做了。
- 医生可能会做一个快速盆腔检查。

每周任务清单

♪ **解压师：**找个有趣的消遣来缓解妈妈的压力。她一直在受孕期激素变化的影响，开发一项有趣的消遣对于平复情绪波动、缓解焦虑是有好处的。你能做些什么来分散她的注意力呢？邀请朋友来家里玩奇怪的纸牌游戏？挑战智力的拼字游戏？或者来场迷你高尔夫球赛怎么样？

☂ **孕期共情师：**少说，多听。怀孕后，妈妈体内的激素分泌情况发生了急剧变化，为接下来几个月宝宝的发育和出生做好准备，这会导致妈妈的情绪发生突然转变。请你耐心一点，听她把话说完，就算有时你觉得她说的都是无关紧要的小事。

第3个月

本月是整个孕期当中的里程碑。你的另一半就要来到第1阶段的末期了。虽然她的疲惫感还在加剧，去厕所的次数也比平常更多，但前方还是能看到希望的曙光。

如果她正在受晨吐的折磨，那么到了这个阶段，折磨就要结束了（在大多数情况下）。不过她的子宫仍然在膨胀，随着肚子越来越大，各种轻微的不适感和睡眠问题也会接踵而至。

本月最令人兴奋的事是，你们要去做第二次产检了！幸运的话，你们还能听到宝宝的第一次心跳声。这会是一次改变人生的经历！随着这个月结束，流产的可能性也会大大降低，这意味着你们可以把怀孕的好消息告诉身边的家人和朋友，让他们分享你们的喜悦了！

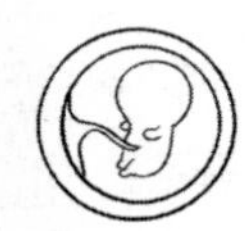

3个月大的胎儿

胎儿发育

嘴巴，鼻子，耳朵，胳膊，脚趾，手指，骨骼，
内脏器官（肠道、肺部、肾脏、膀胱）

胎儿大小

像一个鸡蛋

第9周

看起来像人类了

第10周

终于可以称为“胎儿”了

第11周

牙齿和骨骼

第12周

孕期反应

第13周

第1阶段结束

第9周　看起来像人类了

到了第3个月，你的宝宝长到了大约2.5厘米长，几乎和一颗花生一样大了。妈妈还要再过几个月才能感受到宝宝在肚子里又踢又打，但这不代表宝宝现在不会动，它小小的心脏已经在跳动了！

在两次产检之间的日子里，我妻子有时会感到紧张，下班回家之后或睡前洗澡（水温别太高）之前，只有听到宝宝的心跳声，她才会觉得放心。

随着宝宝的发育，你们对各项数值的关心和焦虑可能也会增加。尽量想办法让自己冷静一点。

第1阶段	第3个月	第9周

宝宝状态

- 宝宝的关节可以活动了。
- 蹼状物消失，手指和脚趾更加分明。嘴巴、鼻子和眼睛更加清晰。
- 宝宝头臀长大约有2.5厘米，相当于一颗花生大小。

妈妈状态

- 第1阶段里所有的身体变化仍在继续。
- 情绪变化极大，常从一个极端突然跳到另一个极端。
- 压力大、容易疲惫仍然是她要面临的主要问题。

每周任务清单

营养师： 用新鲜的姜做一杯舒缓情绪的姜茶吧！准爸爸们，是时候好好了解一下姜的功效了。我说的是中餐里常用的烹调配料。它可是对付晨吐、恶心的“神器”！你可以在任何一家像样超市的农产品区里买到它。切下一段，用削皮刀去皮，再切成丝，加水煮开，加一点蜂蜜或糖，给妈妈当茶喝。

♪ **解压师：**可以考虑准备一台多普勒胎心仪。我妻子第一次怀孕时，我们就租了一台便携式多普勒胎心仪，它可以让你听到宝宝的心跳声。一般来说，每个月的租金在25～35美元。如果这是你们第一次要孩子，以后还打算再要，你甚至可以考虑买一台，而不是租一台，这种仪器并不算贵，如果以后还会用到，买也比租更划算。胎心仪对缓解妈妈压力、消除担忧、促进睡眠都有好处，可以说是妈妈的救星了。刚开始使用时，你们可能要尝试很多次才能听到胎心，不要气馁！操作得多了，再加上孕程发展，听到胎心会越来越容易，你们会操作得非常熟练。

第10周　终于可以称为“胎儿”了

第10周是怀孕第1阶段中一座重要的里程碑。在本周，你们的小胚胎终于成了胎儿。它的胳膊肘可以弯曲了，乳牙牙胚开始在牙龈线以下形成。如果是男宝宝，这时候睾丸就开始发育了。这一周，妈妈可能会发现肚子开始隆起。如果你们已经做过第一次产检，现在可以再去看一下医生，因为产检报告很快就要出来了。

第1阶段	第3个月	第10周
宝宝状态 ● 宝宝已经正式从“胚胎”发育为“胎儿”了。 ● 所有生命器官均已发育完成。 ● 骨骼和软骨正在形成，膝盖和脚踝也在形成。 ● 前额隆起，大脑、手指甲和脚指甲都在生长。 妈妈状态 ● 子宫增大了一倍，从一只梨变成了一颗葡萄柚。 ● 可能从本周起，孕肚就开始明显了。		

（续表）

第 1 阶段	第 3 个月	第 10 周
• 压力大、容易疲惫仍然是她要面临的主要问题。 • 要准备孕妇装和大一号的文胸了。 • 她可能会觉得腹部韧带疼痛，这是韧带为了适应宝宝的生长而伸展引起的。 不容错过的事 • 你可能要预约第二次产检，并查看第一次产检报告。妈妈的体重、血压和尿液都要检查。如果你们决定做基因检测（除非她是高风险人群，否则这项检查不在医疗保险范围内），那么第二次产检时就要进行了。 • 做颈后透明带扫描（NT 扫描），用来筛查唐氏综合征或其他染色体异常。		

每周任务清单

预算分析师：为妈妈留出购置孕妇装的费用。当妈妈的孕肚变得明显时，你就该为购买孕妇装留出预算了。孕妇牛仔裤可能并不便宜，你可以先上网看看价格，好心中有数。为了省钱，也许你该把平时喝的进口啤酒换成更便宜的国产啤酒了。如果你是第二次或第三次当爸爸，这时就该一头扎进地下室或阁楼里，把上次妈妈怀孕时穿过的30箱孕妇装拿出来，启动洗衣机和烘干机，来一场轰轰烈烈的“洗衣大作战”了！

关系黏合师：和妈妈一起，放松一下。即使我和我妻子兴趣迥异，我们偶尔还是会一起追剧。周日晚上，我们常常一起吃大餐，然后边看剧边聊天。在孩子出生前，我们会干脆在卧室里吃饭，为紧张的一周画下一个完美的句号，同时也为即将到来的艰苦一周做好应对准备。

营养师：建议体验一下孕期瑜伽课。随着妈妈的腹部韧带疼痛越来越频繁，爸爸能做的也许就是为她报个孕期瑜伽班。

加分项目：带她去购物。随着妈妈的子宫越来越大，孕肚也会越来越明显。她以前的紧身牛仔裤和紧身上衣都没法穿了。建议你找个时间与她共进午餐，然后去商场试试新衣服。也可以鼓励她在先怀孕的好朋友当中问问，看谁有保存得不错的二手衣服可以借给她穿。

第11周　牙齿和骨骼

本周妈妈的肚子可能还不太明显，但体重已经开始增加了，尽管宝宝现在还没有你的拇指长。对我和我妻子来说，第11周总是一段令人激动的时光，我们已经做完了第一次产检，也做完了第一次B超。以前，我们始终遵循着“12周原则”——在怀孕3个月之内，不把消息告诉直系亲属以外的人。只要过了前3个月，流产的可能性就会大大降低。不过，在怀上第四个孩子之前，我妻子有过一次流产，就发生在刚刚怀孕后不久。那简直是一段可怕的日子。不过稍感安慰的是，我们的许多朋友都有过类似的经历，并不是因为我们做错了什么才导致流产的。这让我们心里好受了许多。从这次的痛苦经历中我们明白了一点：在12周之前，其实是可以把怀孕的消息告诉一些亲密的家人和朋友的，万一真的流产了，你可以给他们打电话，他们的帮助和支持对你会很重要。我妻子流产时，我们都还没来得及告诉双方父母，因此我们不仅要告诉他们我妻子怀孕了，同时还要告诉他们孩子没保住，这是件让人多么难以接受的事！从那以后，我们吸取教训，决定在知道验孕结果呈阳性时，就把消息告诉与我们最亲近的人。

第1阶段	第3个月	第11周

宝宝状态

- 宝宝头臀长大约3.8厘米，5克重，头部大约占了身体大小的一半。
- 骨骼正在硬化，躯干越来越长，头发毛囊、手指和脚趾的甲床都在发育中。
- 乳牙牙胚正在牙龈之下形成。
- 各个身体器官继续发育生长中。

妈妈状态

- 孕肚开始明显了。
- 孕妇装也穿起来了。
- 妈妈可能胖了0.5～2.2千克。

不容错过的事

- 记得预约第二次产检。

关于流产

在怀孕第3个月即将结束的时候，我们是时候来谈谈流产这个话题了。很不幸，它是一种常见情况。导致流产的因素有很多，包括孕妇的年龄（35岁以上）、生活方式、饮食、慢性疾病以及一些意外情况，比如宫外孕。在孕期的任何时候、任何阶段，流产都是一件极其痛苦的事，万一你和你的另一半遭遇了这种不幸，一定要互相安慰、互相支持。请不要让这件事影响你们继续要孩子的打算。

你们已经来到了怀孕的第11周，是时候想想怎样向大家宣布你们怀孕的好消息了。无论你是第一次当爸爸，还是第二次、第三次，对于你和你的社交圈子来说这都是一个激动人心的大事件！社交媒体的出现，让公布此类重大消息变得异常简单，你可以毫不费力就把消息传遍所有人。你会惊讶地发现，许多常年不联系的老朋友一下子都冒了出来，分享你的喜悦。

每周任务清单

谈话发起者： 讨论一下要把怀孕的好消息告诉哪位亲朋好友。也许这会是最不容易守住秘密的一周了。虽然妈妈的孕肚越来越突出，但大部分人还是宁愿等到第3个月末才把好消息告诉家人和朋友、公布到社交媒体上。你可以和另一半商量一下，看你们应该先告诉谁。当时我们觉得，在昭告四邻之前，有几个人应该先一步得知消息。

趣味项目策划者： 想想有哪些新鲜有创意的方法，可以把怀孕的消息散布给你们的家人和密友。也许你有摄影师朋友，或者有人向你推荐过其他摄影师，总之，请人为妈妈拍一组怀孕写真，作为公布消息时的配图。这些照片日后也会是你们家庭相册中美好的一部分。

预算分析师：买牛仔裤调节带。随着孕肚越来越大，妈妈会发现原来的牛仔裤很难扣得上了，但她还没有完全准备好穿孕妇装。这时，与其把钱全花在你并不确定她是不是真的需要的东西上，还不如给她买条牛仔裤调节带，这样她还能继续穿原来的裤子，你们也不用花冤枉钱。一条贝拉班（Bellaband）牌25美元的托腹带就可以充当这个角色，它可以套在牛仔裤外面，这样妈妈可以不用拉上拉链，她以前的裤子就能再穿一阵子。

第12周　孕期反应

在过去的几周里，你们的宝宝长大了一倍，身体全方位发展。现在，宝宝已经可以做吸吮动作，为将来吃奶做好了准备。它很可能对外界刺激开始有了反应，但它实在太小了，妈妈还感觉不到。

你的另一半已经来到了孕程第一阶段的尾声，怀孕这件事对你们二人来说都变得真实起来。就我而言，我妻子每次怀孕到这个时候我都记得很清楚，我们都是一起度过的。她的肚子变得明显起来，她穿着新买的孕妇牛仔裤（也可能是从阁楼上翻出来一条上次怀孕穿过的），上身穿着宽松飘逸的衬衫。我们走到哪里，我都觉得无比自豪。

我变得敏感起来，心里自然而然地产生一种保护欲。我会主动为她开车门，扶她上车，这些事本就该是我做的，但现在我做的时候，心里总有一种莫名的侠义感。坚持下去！对大多数男人来说，现在才是旅程真正的起点。

第1阶段	第3个月	第12周

宝宝状态

- 大约有一个鸡蛋那么大。
- 肠道、眼睛、耳朵都发育就位了。
- 开始出现条件反射，但宝宝太小，妈妈还感觉不到他/她的动作。
- 开始对外界刺激有了反应。

妈妈状态

- 子宫的上缘外推到了骨盆上方。
- 由于子宫压迫腹部，妈妈可能会感到隐隐的不适。
- 偶尔会消化不良。
- 喜怒无常和极度疲劳的情况有所改善。

不容错过的事

- 看一下第10周的进程表，记得预约第二次产检。

每周任务清单

趣味项目策划者：好好策划你们的“怀孕发布会”。如果上周你们讨论过怎样公开这个消息的话，现在可以进行下一步了。选几个好看的模板，把照片打印出来，发给你们想要通知的人。我们还与父母、兄弟姐妹等双方家人进行了视频通话。周末我们亲自拜访或发邮件给她的几位老板，把怀孕的消息都通知到了。这些做完之后，我们放心地在社交平台上发布了一条怀孕的消息，所有人可见。

关系黏合师：策划一次旅行。这是个一起出游的好时机，再过不久，妈妈就无法轻松地出门了。她可能更愿意去棕榈泉，在泳池旁的躺椅上歇着，而不是去威廉斯堡的殖民地遗址大暴走。并不是历史遗址有什么问题，而是和孕妈出行要以放松为目的。到了怀孕第36周之后，就不要再让她搭乘飞机了（在后面的内容里我还会再讲到这一点）。

第13周　第1阶段结束

虽然妈妈的肚子现在已经非常明显，但还有一些表现是不那么明显的。如果你始终关心她，就会发现她的身体已经发生了一系列变化。对于第一次怀孕、对此一无所知的新手妈妈来说，这些变化并不好受——头痛是家常便饭，不管是单纯的头痛，还是更加复杂的偏头痛（两种我都领教过，即使是我最讨厌的人，我也不希望对方受这种折磨），都是由孕期激素水平的变化引起的。

你可能会想："有什么大不了的，头痛嘛！吃点药不就过去了？"但对于孕期头痛来说，大部分药物都收效甚微，甚至可能会对胎儿造成潜在的伤害。

还有一个她可能没对你说过的苦恼，就是便秘，这也是第一阶段临近结束时困扰她的又一大麻烦。她子宫里的小人越长越大，子宫也随之膨胀，压迫直肠，就像一个莽撞的醉汉一头扎进酒吧，想要在减价时段正式结束前再喝一杯似的。

妈妈在情绪上也正经历着巨大变化。你常会觉得她突然间就完全失去理智了。在孕期激素水平变化的影响下，她的情绪就像钟摆一样摇摆不定：前一分钟觉得你是绝世好老公，下一分钟你就成了地球上最讨厌的家伙，就因为你忘了把电视遥控器放归原位。

第1阶段	第3个月	第13周

宝宝状态

- 现在宝宝的头大约占到身体大小的1/3了。
- 头和身体的比例更和谐了。
- 手指上有指纹了。
- 如果是女宝宝，卵巢里已经有卵子了。

妈妈状态

- 孕肚可能已经非常明显了。
- 乳房已经开始分泌初乳。
- 流产的风险大大降低。
- 性欲可能会增强。

不容错过的事

- 看一下第10周的进程表，第二次产检应该已经预约好或是已经做过了。

每周任务清单

营养师：少食多餐。帮助妈妈克服便秘的最好办法，就是减少每餐的分量，并劝她不要狼吞虎咽。你可以把一日三餐调整为五六顿小餐，用零食代替正餐。另外，定期摄入流食、多喝水和果汁有利于软化大便，减轻排便时的痛苦。

孕期共情师：包容妈妈的情绪变化。对她耐心一点，多点理解。在经历了妻子四次怀孕过程之后，我很清楚妈妈的情绪变化期即将到来。我会不厌其烦地把东西收拾整齐，这样她就能少一点不开心。

关系黏合师：策划一个约会之夜。对不少妈妈来说，孕期激素的分泌会令她性欲增强，再加上日益明显的身体曲线和大得夸张的胸部，她会觉得体内的“欲望控制器”仿佛被打开了。也许现在正是个好机会，可以好好策划一个约会之夜：出去吃顿大餐（不要狼吞虎咽，可以尝些精致小点），看场电影。接下来，你们回到家，你可以为她做做足部按摩，也可以拿出她最爱的冰淇淋给她个惊喜，然后就随机应变吧……

陪护师：帮她缓解头痛。有几种简单方法可以帮她应对头痛折磨：让她有规律地吃饭，减轻她的生活压力，帮她找个安静的地方放松。你会惊讶地发现，这些小事竟然可以产生如此大的改变！

第1阶段清单

关于家庭

- 和你的另一半聊聊生活状况，重点放在如何让家更适合即将出生的宝宝成长。
- 接管家庭事务，承担起你对家庭的责任。这样做可以减轻妈妈的压力。
- 为妈妈添置孕妇装留出预算。
- 开始为购置大件婴儿用品做功课，比如安全座椅、婴儿车、摄像机等。
- 要确保你买的保险中含有人寿保险、伤残保险、房屋保险或租赁保险、车险以及其他你可能需要的特殊保险。

（续表）

第 1 阶段清单
关于宝宝 ● 营养是最重要的。虽然宝宝还没出生，但你要保证妈妈吃得好，摄取了足够的营养。 ● 好好策划一下，想个有趣的方式把怀孕的好消息告诉你们所爱的人。 关于妈妈 ● 如果她平时抽烟或喝酒，一定要让她戒烟戒酒。 ● 帮助她养成规律的睡眠和运动习惯。 ● 带她逛街，购买孕妇装。 ● 计划一次旅行。孕程的第二阶段是旅行的理想时机，这时妈妈出行还不太困难。因此你现在就要开始做计划了。 关于产检 ● 第 4 ～第 8 周是第一次做产检的时间，产检包括以下项目： ☐ 验血 ☐ B 超（听胎心） ☐ 身体检查 ☐ 盆腔检查 ☐ 介绍未来 8 个月的产检内容

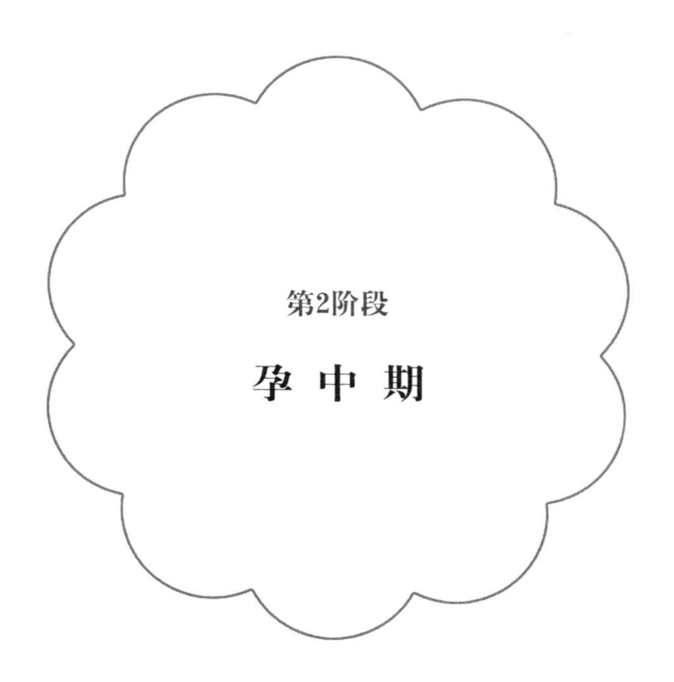

第2阶段

孕中期

对许多女性来说，第2阶段是整个孕程当中相对轻松的——实际上没有哪个阶段是轻松的。

不过到了这一阶段，许多妈妈在怀孕初期出现的不适症状都已过去，她的食欲开始变好，精力逐渐恢复。宝宝的情况也向前迈了一大步，我会在稍后的内容中逐一讲到。最令人兴奋的变化是，到了这一阶段，宝宝是男是女就能知道了——如果你关心这个问题的话。我和我妻子喜欢凡事提前准备，所以每次我们都要弄清宝宝的性别，好留出充足的时间来布置婴儿房，购买出生后头3个月的小衣服，以及刷掉候选名字清单上一半的备用名，你甚至可以策划一场宝宝性别揭秘仪式。

对你们来说，一起布置婴儿房是个难得的合作机会，可以把两个人的创意集合在一起。家具、小床和其他设施你们不妨去塔吉特①或买买宝②这样的大型商店看看，先注册，再集中购买。稍后我会讲到如何把你们需要的东西列成清单，这样亲朋好友向你们表示祝贺的时候，只要轻松地从清单上挑一项，作为礼物送给你们就好。我在后文中也会说到什么时候适合讨论分娩计划，以及要不要去医院的分娩室或新生婴儿室看看。

在接下来的14周里，你有太多的事情要做！从预约产检，到逐一完成清单上的一大堆待办事项。你还得打听一下你所在的工作单位是否提供陪产假。不过不用担心！这些问题我们在第二部分中都会详细说到，最后还会给出一张简单明晰的总结清单，将所有你要完成的目标和有里程碑意义的重要事件整合在一起，形式与你在第一部分末尾看到的一样。

---

①Target，美国第二大零售百货集团。——译者注

②Buybuy BABY，美国最大的母婴用品连锁超市。——译者注

第4个月

第4个月标志着孕程的第2阶段正式开始。在整个怀孕过程中，许多妈妈到了这一阶段感觉最舒服。幸运的话，严重的恶心、头晕眼花和频繁小便现象可能都在消退（至少是暂时的）。妈妈的食欲和精力都在恢复，她的乳房即便胀大了许多，但也不会再那么疼了。她的孕肚变得更明显，这下看起来终于像怀孕了，而不是感恩节大餐吃太多了。

作为准爸爸，你在妻子的整个孕期里要做的事有很多，具体到这个阶段，要做的事尤其多，比如布置婴儿房，帮妈妈放松，列无数张购物清单，内容包括孩子出生后你们要用到的各种东西（还有你们各自的待产包）。

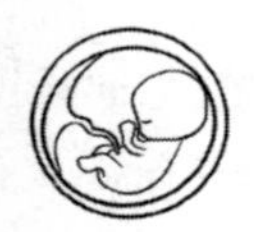

4个月大的胎儿

胎儿发育

脖子，汗毛

胎儿大小

比苹果小一点，像只电灯泡

第14周

会做鬼脸了

第15周

可以呼吸了

第16周

就要飞速成长了

第17周

有点婴儿肥

第14周　会做鬼脸了

第14周是重要的一周！你的另一半已经安然度过了孕程的第1阶段——希望是在你的爱与支持下度过的。可能在一周或两周前，你已经把怀孕的好消息公之于众，并收获了亲朋好友一波又一波的祝福。这种感觉好极了！但是，别高兴得太早，潘多拉的盒子可能才刚刚打开。宣布如此重要的消息（尤其是你第一次当爸爸的话），就像是为洪水般的意见甚至批评打开了闸门，即便你们并不欢迎这些声音。别的父母（特别是妈妈们）很可能会不分场合地跳出来，强行为你们提供指导。因此，你在社交平台上公布为人父母的消息时，一定要当心。

本周可能要进行孕中期第一次重要的产检了。医生还是会为妈妈验尿、测血压、称体重，并评估胎儿的生长情况。你们可以选择要不要做基因检测。如果她是高危孕妇，这部分费用一般会由医疗保险来承担。基因检测还可以确定胎儿性别。是男孩还是女孩，你们想现在就揭晓答案，还是留个惊喜？

希望现在妈妈能感觉好一点，能从晨吐中恢复过来了，但她可能还是会出现胃酸倒流现象。小声说一句，你可能很想冲进军需用品店买个防毒面具，因为她的肠胃胀气越来越严重了。就我而言，以前我一定会对别人偶尔放屁表示不满，就算屁声是从另一间屋子里传来的，但现在我完全不在意，认为这是妈妈怀孕期间常有的事。不过对绝大多数妈妈来说，这仍然是个敏感问题，她们也希望这种尴尬事再也不要发生。因此，你还是把嘲讽留在心里吧。如果她和你一样有幽默感，也许会千方百计制定一套评分系统，这样下次你就可以大声喊："亲爱的，这次可以打7.5分哦！"

第2阶段	第4个月	第14周

宝宝状态

- 基本上相当于一个苹果大小了。
- 身体变长了。
- 宝宝有了脖子，肾脏开始工作。
- 身体表面长出细细的毛发，也就是汗毛。

妈妈状态

- 子宫仍在胀大。
- 晨吐开始消退，但胃酸倒流情况仍在加剧。
- 随着宝宝越来越大，她的腹部会越来越不舒服。
- 可能会出现肠胃胀气。

不容错过的事

- 该做第二次产检了，这个阶段产检通常每4周做一次。

每周任务清单

家庭总裁：开始布置婴儿房了。不知你有没有注意到，妈妈可能正在拆房子、洗衣服、烘衣服、叠衣服、整理衣橱、重新整理衣橱……这就是所谓的“筑巢本能”，在大多数孕妇身上都会体现。现在，至少你可以和另一半讨论一下是不是非得拆掉工作室不可，能不能把客房改成婴儿房。这不是一下子就能完成的事，起码需要好几个星期，所以你可以早点与她谈，不必非等到最后一刻。不管怎样，切记她现阶段不能，也不应该搬动或推拉家具或其他大件物品。从现在起，你要把这些搬搬扛扛的重活儿都揽过来。

☑ **提前规划师：**把妻子怀孕的消息告知你的老板。你也可以找人事主管谈谈，或是给他发一封邮件说明情况也可以。总之，让公司知道你妻子的预产期是什么时候，了解这段时间你可能偶尔需要请假陪她去做产检。如果你的工作有一定的专业性，那就要提前安排好，确保就算你不在办公室，事情也能得到顺利解决。同样地，如果妈妈也有工作，她也要提前把怀孕的消息告诉她的老板。休产假和陪产假是你们一段非常重要的人生经历，你们应该暂时放下工作，专注于“父母”这个崭新的头衔。妈妈应该了解一下她所在的公司为员工生育提供了哪些福利，或是你们所在的州对产假是怎样规定的。有些公司可能还会给爸爸放产假，所以多问问没有坏处，不然你们只能省出平时的假期，才能换来孩子出生后一点点宝贵的亲密陪伴时间。

第15周　可以呼吸了

本周妈妈也许就能感觉到宝宝在肚子里动了，这种体验非常奇妙！本周你们也可以知道宝宝的性别了——可能是通过B超结果，也可能是做了基因检测（如果你的另一半年龄在35岁以上，属于高危孕妇的话）。

除了这两件具有里程碑意义的大事以外，你还要格外留意另一半落下的各种重要物品，比如车钥匙、手机、充电宝或水瓶。我这么说，是因为怀孕对大脑究竟有哪些影响，人们还知之甚少。在这个阶段，她可能每5分钟就会把东西放错地方，甚至弄丢。你可以尽可能地把东西放在同一个地方，比如进门处的玄关桌子上、各种设备充电的地方、挂钩上或是放钥匙和钱包的收纳盘里。只不过，她能不能记得把东西放在这些地方就不好说了！我记得我妻子每次怀孕到了这个阶段，我花在帮她找车钥匙上的时间，差不多和她开车的时间一样长。

第2阶段	第4个月	第15周

宝宝状态

- 肺开始工作了（虽然功能还不完善）。
- 腿长超过了胳膊。
- 味蕾开始发育。

妈妈状态

- 肚子越来越大了。
- 能感觉到的肚子震动、肌肉痉挛、肠内气体流动，都可能是胎动。
- 也许会感觉到假性宫缩[①]，这是子宫在为将来的分娩提前做准备。
- 怀孕对大脑的影响开始显现，妈妈有点健忘、心不在焉，可能还有点笨手笨脚。
- 心理压力增大，担心宝宝会出现健康问题。我们在第6周就说过，要多留意妈妈出现的产前情绪波动，你也要对产后抑郁症这种常见病多加了解。

不容错过的事

- 如果你们预约了第二次产检，但基因检测的费用在医疗保险的负担范围之外，那你们可以通过B超来确定宝宝的性别。

每周任务清单

趣味项目策划者：想一想如何公布宝宝的性别。你们弄清楚宝宝的性别，并把结果告诉亲朋好友了吗？在这个问题上，我听到过三种观点：第一种，如果你和你的另一半像我和我妻子一样，也热衷于凡事提前做准备，那么你们一定希望尽早弄清楚宝宝是男是女，好根据性别来挑选婴儿床、玩具、窗帘以及婴儿房里其他设施的颜色。提前公布性别，也方便家人和朋友在孩子出生前做一些准备。第二种，你们可以留着悬念，直到宝宝出生再揭晓，然后大声对等在产房外面的每个人宣布“是个男孩”或者“是个女孩”。第三种，你们可以先知道答案，并保守着秘密一直到宝宝出生！我们认识的一对夫妻甚至把怀了双胞胎的消息牢牢封锁，没有告诉任何人。到孩子出生时，所有人都无比震惊！现在网络发达，你还可以上网找找灵感，看有没有其他选择。

产前诊断

产前诊断可以对胎儿的先天缺陷和遗传性疾病进行筛查，包括以下几种方式：超声波检查、甲胎蛋白（AFP）检测或多项标记物检测、绒毛膜绒毛取样检测（CVS）、囊性纤维化筛查和羊膜穿刺。等待检测结果是最难熬的，你要多鼓励另一半，两个人都要保持积极的心态。

陪护师：留意妈妈的体重变化。对体重的增加情况做记录，方便医生判断这种增加是否在健康范围内。

陪护师：帮她报一个产前按摩班。这对她来说会是一个大惊喜，也说明你很关心她，想帮她减压、放松，说不定你们还会有意外收获。

陪护师：向医生咨询如何预防妈妈感冒。为了容纳胎儿和胎盘，妈妈的子宫正在两倍、三倍地扩张，这对她的免疫系统会造成不小的损害。你可以咨询一下医生，怎样的预防措施对妈妈更好，打流感疫苗还是服用益生菌？请记住：一定要勤洗手！

提前规划师：现在就可以开始讨论分娩计划了。她是愿意在家采取水下分娩，还是愿意在医院或分娩中心，采用传统的分娩方式？如果出现并发症，需要紧急进行剖宫产手术怎么办？你和你的另一半（还有医生）要始终站在同一战线上，这样就算她在产房痛得顾不得其他，你也能替她做决定。就每一种选择逐个讨论，决定一种，然后对分娩过程进行预演，看看在哪些情况下你们可能需要制订备用计划。

第16周　就要飞速成长了

你们的小宝宝正以指数级速度成长。我妻子怀孕的时候，每天晚上我下班回到家，看到她怀孕的状态，都觉得自己在看《怪奇物语》第二季里的达斯汀养的怪物达特（尽管我妻子比达特性感多了）。

宝宝一天比一天大，现在头臀间的长度已经将近11.6厘米了。它的小肌肉越来越强壮，胎动也越来越有力，如果妈妈偶尔感觉到了，不必慌张。宝宝对外界刺激开始有了反应——来自爸爸的刺激。当你轻戳妈妈肚子时，如果妈妈感觉到了小家伙在肚子里蠕动，千万不要太惊讶！

第2阶段	第4个月	第16周

宝宝状态

- 头部更直立了。
- 长出了头皮，但还没有头发。

妈妈状态

- 子宫继续膨胀，现在已经相当于一个木瓜大小了。
- 开始能感觉到胎动了。
- 乳房继续增大，可能变得更敏感了。
- 仍然能感觉到假性宫缩。
- 食欲恢复正常，也可能增加了。
- 精力正在恢复，情绪也稳定下来了。

不容错过的事

- 如果有需要的话，预约做一次B超。

每周任务清单

☑ **提前规划师：**列一份婴儿用品购买清单。对第一次当父母的人来说，列这样一份清单是很有必要的。当你们带着刚出生的宝宝从医院回到家时，这份清单能帮助你们快速备齐所有要用到的东西。我和我妻子会集中力量搞定清单上比较昂贵的东西，剩下的小东西我们会希望亲近的朋友或两家的亲人能帮我们买齐。婴儿反斗城，甚至亚马逊，都是不错的购买平台，你可以在下单婴儿床、安全座椅、婴儿围栏和小吊椅之前，先看看其他买家的评分。你也不一定非要把清单上列出的东西全部买齐。小小提醒一下：如果你打算要不止一个孩子，可以考虑买大一点的、颜色比较中性的用品，这样一个孩子用完，后面的孩子还能用。我们买的很多东西就从第一个孩子用到了第四个，尤其是小衣服，真的可以反复利用。但要记住，有些东西是有保质期的，比如安全座椅（谁能想到呢）！

谈话发起者：和另一半聊聊如何对待那些主动向你们提供的建议。既然现在大家都知道你们怀孕了，如何做父母的信息和建议就会向你们大量涌来。因此，你们应该讨论一下如何得体地接收这些信息，并巧妙地处理，只把你们需要的部分（悄悄地）筛选出来。

谈话发起者：和你的另一半聊聊“摸肚子”的话题。在我妻子四度怀孕的过程中，我发现一件事：我们总能在路上遇到热情过度的人，上来就想摸我妻子的大肚子。因此，挑一个周六下午，你们可以坐在小吃店里一边吃，一边聊聊这些事，看如何应对更好。我知道我妻子很喜欢让人摸她的肚子，她觉得这是人家对孩子的爱，这让她很开心。但也有很多女性的感受完全相反，不管谁来摸，都会产生被侵犯的感觉。因此，摸孕妇肚子是件需要谨慎的事，毕竟每个人的个体感受都是不同的。

婴儿用品购买清单

列婴儿用品购买清单真是件令人头疼的事，尤其是你耳边还有无数声音在说“这个绝对是最好的”，或者，“千万别买这个，一点用都没有！”我和我妻子从三方面入手，就能筛选出最适合我们生活方式和实际情况的产品：

首先，我关注了一些当父母的博主，他们会推荐一些不含商业推广的婴儿必需品。

其次，我会留意身边那些当了父母的朋友，看看他们在用什么，问问他们的使用感受、产品功能如何等。

最后，我们会花上一两个下午去婴儿反斗城这样的大卖场，看看安全座椅、婴儿车、婴儿床之类的物品。大卖场通常都有样品展示，你可以看到实物是什么样子、怎么使用的。以下是我自己整理的购买清单，没有特别的排序。你可以把这些东西都加到你自己的清单里，这样亲朋好友也许就会从清单上挑选东西，作为贺礼送给你。

安全座椅：最好是既能通过适配器装进车里，又能安装在婴儿车里的那种。

婴儿车：型号太多了，如果可以的话，你最好还是亲自去店里体验一下再决定。

婴儿背带：最好也去亲身试验一下再决定。妈妈和爸爸可能会有不同的选择，爸爸会选更大更宽的。

婴儿礼盒：分成0～3个月、3～6个月和6～9个月三种。每一种都包含以下内容。

☐ 7～8套带有脚套和手套的连体式睡衣（最好前面带有拉链，便于穿脱，半夜换尿片更方便）。

☐ 5件长袖连体衣和5件短袖连体衣（和服款比传统套头款更方便穿脱）。

☐ 5条长裤（暖腿套也可以，这样给宝宝换衣服的时候就不用把它脱下来了）。

☐ 2～3条小毯子。

☐ 4条透气性好的棉布毯子，可用作襁褓，也可派上其他用场。

☐ 2顶帽子。

☐ 7～8双小袜子和小鞋子。

☐ 1套冬装（如果正值冬天的话）。

婴儿床，配套的床垫、床笠、床单（考虑直接买个三合一婴儿床，这样随着宝宝长大，它还可以改造成儿童床）。

婴儿监视器（视频监控很有必要，你可以将它与你的智能手机相连，方便随时监控）。

小奶瓶，吸奶器（如果采取母乳喂养的话），配方奶粉（如果不用母乳喂养的话）。

小围兜和口水巾。

新生儿尺寸的尿片或尿布，棉柔湿巾。

尿布桶（或类似的东西，可以容纳很多换下来的脏尿片）。

婴儿浴缸和婴儿洗漱用品。

婴儿急救药箱，直肠温度计，指甲刀。

婴儿椅。

第17周　有点婴儿肥

这一周，宝宝持续快速成长，积累了不少皮下脂肪。现在它已经像一颗石榴那么大了。本周最棒的事情就是宝宝能听到你说话了！

那么，拿出你的踢踏舞鞋、礼帽、手杖，还有高中或大学时期剩下的那些旧道具，把客厅当成舞台，为这个正在发育的小家伙制造点娱乐吧！你也可以像我一样，趁妻子睡着，把耳机戴在她肚子上，给小家伙听你最喜欢的脱口秀片段。

第2阶段	第4个月	第17周

宝宝状态

- 由于软骨开始硬化，宝宝的骨骼越来越强壮了。
- 汗腺开始发育。
- 脐带更粗壮了。

妈妈状态

- 肚子继续膨胀，重心转移，使得她动作更加笨拙。

（续表）

第2阶段	第4个月	第17周
• 记性更不好了。 • 血液和其他体液的流量都在增加，偶尔还会流鼻血。体重增加得也比以前更快了。 • 由于皮肤被撑开，她可能会觉得全身发痒。涂点身体乳或椰子油有助于止痒（我当时给我妻子买的是椰子油，因为它不含香精，是纯天然的）。 不容错过的事 • 如果第二次产检还没做，这周抓紧预约。		

每周任务清单

陪护师：报名参加产前培训班。我和我妻子没参加过，但我觉得我们真应该参加。它能通过一系列课程、讨论和练习，帮助你们做好应对分娩的准备。

孕期共情师：当妈妈忘事时，你要耐心一点。她经常会丢三落四，到处找钥匙、手机、鞋子等，这都是正常现象。

第5个月

妈妈的肚子越来越圆。虽然你们已经来到了怀孕的第5个月，但也许直到现在，你们才真切地意识到怀孕这件事是真的！她开始感觉到肚子里小家伙轻微地活动，这对妈妈是一种情感上的慰藉，不断提醒她自己就要当妈妈了。

你们除了每个月都要做产检，查看妈妈和宝宝的健康状况以外，还可以通过B超看到宝宝的图像。你们也可以通过B超或基因检测来确定宝宝是男孩还是女孩！

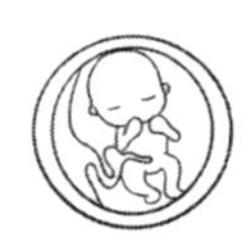

5个月大的胎儿

胎儿发育

生殖器，耳朵，胎儿皮脂

胎儿大小

一个小菠萝，一串葡萄，一个木瓜

第18周

性别揭晓

第19周

感官发育

第20周

孕程过半

第21周

功夫小不点

第22周

小小的宝宝

第18周　性别揭晓

20世纪70年代以前，超声波设备还不够发达，没办法清晰辨认宝宝的生殖器，那时真的无法提前确定你们怀的是男孩还是女孩，也就没有形形色色的性别揭晓方式。你只能拖着沉重的步子挪到候诊室，期待着还有几个亲朋好友能等在那儿，给你一个拥抱，往你口袋里塞一根烟，也许和你合张影，再去病房看看妈妈，最后通过育婴室的窗户看到宝宝。随着科技的进步和社交媒体的发达，今天许多夫妻要么在医生的办公室里得到答案，要么让妇产科医生把答案写在纸上，装进信封密封起来，以别的方式揭晓。

我和我妻子的性别揭晓方式是慢慢进化的。怀第一个孩子时，我们在医生办公室里得到了答案，然后再告诉我们的父母。到第二个孩子时，我们选了更有创意的方式，让医生把宝宝性别写下来，装进信封密封，然后我们把信封交给面包师。面包师拆开信封看到答案后，就用相应颜色的奶油来做蛋糕（粉色代表女孩，蓝色代表男孩），并用白色糖霜把奶油厚厚地封起来，让我们从外面完全看不出里面的颜色。最后，我们邀请家人和朋友一起见证，切开蛋糕，发现我们怀的是个男孩。第三个孩子，我们让医生把性别写下来，然后两人一起吃了顿饭，安安静静地揭晓了属于我们俩的秘密。随后我们策划了一个宝宝性别公布仪式，对我们的两个孩子、两家人以及朋友圈宣布消息——我们把对应颜色的气球塞满箱子，然后去田野放飞。现在轮到第四个孩子，我们发现有家公司设计了一种以二氧化碳为动力的粉末大炮，你可以扭它、用足球或高尔夫球击打它，让它打出特定颜色的粉末“炮弹”，然后扩散成一朵巨大的粉末云朵。总之，不管你怎么选，网上总有层出不穷的新花样等着你。

第2阶段	第5个月	第18周

宝宝状态

- 生殖器官可能已经清晰可见了。如果是女宝宝，现在已经有输卵管了。
- 耳朵移到了正确的位置。

妈妈状态

- 子宫继续膨胀。
- 血压、血容量和心率都在变化，其中血压可能会下降。
- 食欲有所增加。
- 如果站起来太快，会头晕眼花。另外肠胃胀气和胃灼热的问题仍然存在。
- 精力充沛，情绪稳定，但越来越临近的分娩带来的压力在持续增加。

不容错过的事

- 如果几周前你做了基因检测，本周就能得到结果。你会从中得知宝宝有没有重大的先天性缺陷，也将知道宝宝的性别（如果你希望知道的话）。

每周任务清单

谈话发起者：聊聊关于揭晓性别的话题。如果你们做了基因检测或B超，现在是时候决定你们想不想得到答案（趁你们还没从医院的通知电话里听到结果），想不想与亲朋好友分享以及如何分享。

营养师：多储备她喜欢吃的零食。妈妈的食欲越来越好，因此你要保证家里堆满了她最爱吃的（当然也得是健康的）零食。

解压师：带她去看电影。妈妈的压力持续增加，这时你要带她出去看看电影，帮她分散一下注意力。

第19周　感官发育

本周，宝宝的各种感觉在大脑中专门的区域里全面而迅速地发展。当你起身去洗手间时，一定要格外留意妈妈是不是把你盘子里的东西一扫而空了。现在你的宝宝比杧果稍大一点，身上还盖着一层叫作“胎脂”的东西，类似于一种白色的黏液。这层油腻腻的东西可以保护宝宝脆弱敏感的皮肤不受羊水长时间浸润的影响。不必担心，除非早产，大多数宝宝出生后这层皮脂就会自动消失，不需要动用高压水枪来洗!

妈妈有可能会出现腿抽筋或髋骨疼痛的现象。如果她半夜突然大叫起来，别害怕，她一定是因为抽筋痛醒了。这是一种可恶却又常见的现象。如果这时你醒了，建议她脚趾向上伸展，可以舒缓一些压力。

第2阶段	第5个月	第19周

宝宝状态

- 宝宝长到杧果那么大了。
- 各种感觉正在大脑中发展。
- 皮肤外形成了一层白色奶酪状物质（胎脂），可以在宝宝发育过程中起到保护作用。
- 胳膊和腿进一步增长，现在与身体长度基本成比例了。

妈妈状态

- 不断膨胀的肚子可能会引起圆韧带疼痛（臀部或下腹部的尖锐刺痛感）。
- 在孕中期，随着宝宝快速成长，妈妈的食欲也在增加。
- 晚上可能会出现腿抽筋或髋骨疼痛现象。

不容错过的事

- 该预约第三次产检了。

每周任务清单

陪护师：给妈妈买个孕妇枕。现阶段宝宝疯长，妈妈的子宫一直在膨胀，这意味着她晚上可能很难找到舒服的睡姿。

如果她还没买孕妇枕（或者你还没把旧的那个从阁楼上拿下来），你可以找些什么东西来帮她入睡，一个楔形或长的枕头也许就可以。我当时把我们超大号床的一大部分都让给了一个叫“史努格（Snoogle）”的东西，你可以去查查，可能还要去店里试试，看看是圆形或三角、楔形的枕头更合适，还是容易弯曲的U形或L形史努格更合适。

加分项目：成为妈妈的私人按摩师。妈妈的腿部和臀部可能都有点痛，轻轻地为她做做按摩，可以缓解抽筋，减轻疼痛。

第20周　孕程过半

你们已经来到了40周孕程的中点，基本上已经走完了宝宝出生前的一半旅程。宝宝现在大致相当于一支笔长，一颗小菠萝宽。本周是性别发展的重要一周，如果是女宝宝，她的子宫已经形成，卵巢里已经有大约700万个原始卵细胞了（但到出生时，这个数字会大幅下降），阴道也已“粗”具规模。如果是男宝宝，他的睾丸正在向下移动，朝着腹部进发。再过几个月，它就会结束漫长的旅程，正式落入阴囊（现在阴囊仍在建设中）。妈妈的子宫里仿佛在举办终极格斗冠军赛似的，扭转、腾挪、侧手翻、回旋踢……轮番上演。你可以坐在妈妈身边，适时给她一些安慰。

第 2 阶段	第 5 个月	第 20 周

宝宝状态

- 头臀之间有 14 ～ 16.5 厘米长，相当于一支笔的长度。
- 所有器官均已就位，看起来就像是成熟器官的微缩版。

妈妈状态

- 肚子圆滚滚的，现在子宫就在肚脐上方。
- 可能会有肿胀感，尤其是四肢。
- 精力十足，性欲可能仍然高涨。
- 肠胃胀气和胃灼热的问题依然存在。

不容错过的事

- 第三次产检应该已经预约成功了。

每周任务清单

关系黏合师：庆祝吧！很多夫妻太过关注怀孕的前3个月，并没有意识到现在他们已经成功到了中点。趁这个好机会，或者说好借口，出去吃顿大餐，庆祝一番，毕竟你们离终点线只剩一半路程了（甚至是一小半）！

趣味项目策划者：给宝宝准备几个名字。出去庆祝的时候，你们可以各自列举三个最喜欢的男宝宝或女宝宝的名字，并说说自己为什么喜欢它。

第21周　功夫小不点

本周宝宝已经长到头臀大约19厘米长、0.35千克重。妈妈可能不再像前3个月那么难受了，这是个好消息，她的食欲应该已经完全恢复了正常。有件事需要告诉你，妈妈羊水的味道每天都会不同，取决于她当天吃了什么。因此，从理论上来讲，想让宝宝将来喜欢吃胡萝卜，现在就是养成习惯的好机会，因为宝宝吞咽羊水不仅是为了补充水分，也是为了获取营养。还有一点，宝宝的胳膊和腿现在终于与身长成比例了，打拳和踢腿的动作做得更协调，再也不是妈妈以前感觉到的无规律乱动了。

第 2 阶段	第 5 个月	第 21 周

宝宝状态

- 相当于一串葡萄。
- 有了眉毛。
- 女宝宝的阴道继续发育。

妈妈状态

- 身体变得爱出油，黄体酮分泌有所增加。
- 膀胱和腿部的压力也在增加。
- 恶心、头晕、全身疲劳现象减轻，甚至已经消失。
- 情绪乐观，精力充沛。
- 可能会出现静脉曲张或蜘蛛状毛细血管扩张。

不容错过的事

- 本周可能会出现先兆子痫，向医生了解一些相关情况。

每周任务清单

陪护师：帮助妈妈远离静脉曲张。静脉曲张是孕期常见的一种现象，多发于腿部，与怀孕后血流量增加有关。你要监督妈妈晚上看电视时不要跷二郎腿，白天多活动，如果可以的话，尽量采取左侧卧睡姿，这样可以避免压迫主要血管，保证血液正常循环。

加分项目：买鞋。不是为你自己，而是为妈妈买。她应该已经告别了过去的高跟鞋，准备转投平底鞋的怀抱了。你可以从她喜欢的品牌里挑选一双漂亮的平底鞋，给她个惊喜！（请注意，你可能要事先研究一下买多大号，因为孕妇的鞋子要比平时穿的大半号。另外，最好选择不系带的款式，因为弯腰系鞋带对妈妈来说是一项不可能完成的任务！）

第22周　小小的宝宝

宝宝现在足足重0.35千克，活泼好动。小手很可能会触碰甚至抓住脐带，也能听到比较大的声音，比如音乐声、警报声和狗叫声。宝宝甚至对光线也有了反应，如果你用手电筒照妈妈的肚子，作为回应，宝宝可能会转过身去。再过一两周，即使妈妈早产，小家伙也有希望存活了。本周，希望你已经找到了合适的助眠枕头，妈妈十分需要它。

第 2 阶段	第 5 个月	第 22 周

宝宝状态

- 大小相当于一个木瓜。再过一两周，即便妈妈早产，小家伙也有希望存活了。
- 看上去真的就像一个瘦骨嶙峋的小婴儿了。
- 胰腺已经发育完成。
- 虹膜还没有颜色。
- 体重将突破 0.35 千克。

（续表）

第2阶段	第5个月	第22周
妈妈状态 ● 整天都能感觉到宝宝在动。 ● 肚子已经非常明显，一看便知是怀孕了。 ● 皮肤上可能有了色素变化，肚子中间出现一道深色的线。 ● 随着宝宝越来越大，她可能觉得越来越不舒服。 ● 找不到舒服的睡姿。 ● 睡不好、胃灼热、肠胃胀气的问题仍然折磨着她。 不容错过的事 ● 确认第三次产检预约成功。		

每周任务清单

陪护师：查看妈妈的各种状态，问问她感觉如何。许多女性孕期会感到潮热，或是总觉得自己在出汗。冲个凉水澡、做做冰敷，或是喝点冷饮、吃点冰水果，都可以帮她降温。我妻子怀孕期间总是头晕，通常这是脱水或低血糖引起的。提醒她多喝水，多吃零食，免得晕过去！

谈话发起者：和妈妈聊聊母乳喂养的事，看看自己能帮上什么忙。孩子出生后，她是不是打算亲自喂养？如果有这个打算，你们可以研究一下哺乳胸罩和方便哺乳的衬衫样式，她可能希望在分娩前几周就先穿上这些衣服，提前适应起来。另外，你可以了解一下便携式吸奶器，将来她上班或外出的时候可以带着。问问你的保险公司，能否免费提供吸奶器给你[①]。

---

①在美国，各家保险公司往往都有赠送吸奶器的服务。——译者注

第6个月

这个月是孕中期的最后一个月，本月结束，意味着你离第一次真正见到宝宝只剩1/3的时间了。随着宝宝越长越大，越来越强壮，它的小胳膊、小腿、小拳头会来回挥舞、踢打，这就意味着它将在妈妈的子宫里闹出更大的动静。本月宝宝的体重将明显增加，松弛的皮肤下开始囤积脂肪。

妈妈应该抓紧机会多休息，保持健康饮食、多喝水。妈妈吃什么，肚子里的宝宝也就跟着吃什么，请妈妈在日常生活中时刻记着这一点。

这个月你应该开足马力，尽可能包揽所有家务活，因为妈妈的肚子一天比一天大，即使做一些平日里做惯了的、看似简单的事，她也会觉得越来越困难。

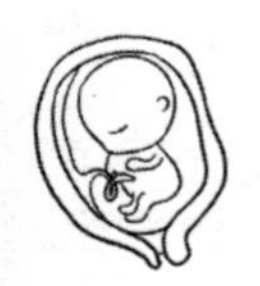

6个月大的胎儿

胎儿发育

囤积脂肪

胎儿大小

一个小号哈密瓜，一根玉米

备注

宝宝可以睁开眼睛，吮吸手指，识别说话声和其他声音

第23周

体重激增

第24周

宝宝可以存活了

第25周

松弛的皮肤褶皱

第26周

男宝宝的睾丸下移

第27周

孕中期结束

第23周　体重激增

在我看来，孕中期始终都像一场足球赛结束前的垃圾时间，落后的队随便踢踢，直到比赛时间耗尽，然后看着获胜的队欢庆胜利。宝宝的大部分身体器官都已发育完全、各自就位，现在头等大事就是增加体重了。宝宝现在相当于一颗葡萄柚大小，皮肤松松垮垮，但用不了多久就会被皮下脂肪支撑起来。宝宝皮肤的生长速度始终比吸收脂肪的速度要快，但在接下来的几周里，这种情况将有所改变。

虽然在预产期到来之前，你们要制订一大堆计划（并执行），但现阶段妈妈的情绪非常好。是时候想想你们需要准备一个什么样的妈妈包了。当时，我妻子把她的小包换成了更大、更时尚的妈妈包，能同时装得下她的小包和宝宝用品。

第2阶段	第6个月	第23周

宝宝状态

- 肺部血管正在发育，为出生后正常呼吸做好准备。
- 体重增加。

妈妈状态

- 肝脏受到子宫的挤压而上移，肚子继续凸出。
- 腿部和双脚可能会出现水肿。
- 情绪稳定乐观，即使在这个阶段，她需要努力克服身体上的诸多不适。
- 食欲旺盛。
- 少食多餐有助于缓解腹胀、胃灼热等现象。

不容错过的事

- 没什么需要特别注意的，第三次产检和前两次差不多。

每周任务清单

☑ **提前规划师：**购买宝宝必需品。尽管妈妈或许已经在陆续添置宝宝出生后需要的东西，但你最好再检查一遍，看看清单上还有什么没准备的。你可以先把最感兴趣的东西解决掉。拿我来说，我很喜欢研究那些高科技设备，比如婴儿监视器或摄像机、音乐播放器、白噪声播放器、夜灯等，现在就正是研究这些东西的好时候。妈妈可能更关注婴儿床（你了解过三合一婴儿床吗）、床上用品、舒服的吊椅或摇椅等。请注意：或许你还想对清单再做一次调整，看看自己究竟喜欢什么。

☑ **提前规划师：**购买爸爸包。当妈妈背着她的大包出门时，你或许也想拥有一个属于自己的、邮差包风格的“爸爸包”。如果你同意我的想法，可以找找那种专为爸爸设计的背包（现在已经有不少这样的包了），比如Madpax、Jack Spade或Diaper Dude这样的牌子，风格更粗犷，更像军用背包。我第一次当爸爸时，有个兄弟送了我一个爸爸包（一个迷彩邮差包）。到了第二次当爸爸，我把包换成了双肩背包，并一直用了下去。这完全取决于个人喜好，以及包的功能是否满足你的需求。

第24周　宝宝可以存活了

松口气吧！本周对你和妈妈来说都是至关重要的、具有里程碑意义的一周！在本周早产的婴儿里，有1/2～3/4的概率可以存活了！接下来每过一天，存活的概率也就越高。这个消息非常重要，知道了这一点，你们的心理压力就会大大减轻，尤其是妈妈。万一宝宝这周就出生，它的小脸看起来不会有什么异常，有睫毛、有眉毛、有头发……该有的都已经有了。

本周宝宝仍然在囤积脂肪，强化身体器官、骨骼和肌肉。如果你想知道宝宝是金发、黑发还是红发，恐怕要再猜一阵子，因为现在头发的色素还没有形成。妈妈仍然在承受腰痛、失眠、胃灼热、肠胃胀气、频繁放屁等老朋友的“优待”，现在不幸又加了一条——四肢肿胀。把她的脚放高一点，多喝水，保持健康饮食。

第2阶段	第6个月	第24周

宝宝状态

- 体长相当于一根玉米，头臀长大约20.5厘米。
- 肺部发育基本成形。如果现在出生，有50%～75%的存活概率。

妈妈状态

- 子宫大小相当于一个足球。
- 可能出现背痛、无法入睡、胃灼热、肠胃胀气和四肢肿胀现象。

不容错过的事

- 问问医生什么时候可以预约做妊娠期糖尿病的检查，也就是糖筛检查，通常检查结果很快就能拿到（我妻子说检查时要喝下一杯类似特别浓的糖水的液体，喝之前和之后各验一次血）。

妊娠期糖尿病

妈妈必须接受的一种检测，就是为了排查妊娠期糖尿病而做的糖筛（如果常规尿检显示含糖量偏高的话），她要喝下一种浓稠的糖水并验血。如果确诊患上了妊娠期糖尿病，就要配合医生确定糖尿病的严重程度，并制订合理的饮食计划，以维持血糖值在正常范围内。爸爸要密切监控妈妈的饮食，做饭时要充分考虑血糖问题。

每周任务清单

提前规划师：提前准备好待产包。待产包可以救急，万一宝宝比预产期提早出生，待产包是百分之百能派上大用场的！

陪护师：了解临产前的征兆。宝宝突然降生之前，妈妈的羊水会破，会出现明显的腰痛和宫缩，也可能会伴随腹泻、恶心、阴道分泌物带血等现象。如果你看到这些现象，请马上行动起来，赶紧给医生打电话，并抓起待产包（希望你已经提前准备好了）立刻去医院。

待产包清单

我有过在不同的医院陪产的经历，但待产包里装的东西大致相同。有一次妈妈生产后，住在病房里恢复身体，房间里有给爸爸休息的沙发床或简易床，但设施简陋，只能满足基本需求。想要睡得舒服点，你必须自己在待产包里准备些东西。许多这样的病房都带有淋浴间，在坚守一个漫长的夜晚之后，先冲个澡，再去自助餐厅吃饭，感觉会好一些。这里我要罗列一些待产包必需品（她的包和我的包里的东西差不多）。

足够几天换洗的、舒服一点的衣服（运动裤、帽衫，妈妈需要带上哺乳文胸，万一做剖宫产手术，还需要带上宽松的、裤腰能高过伤口位置的裤子）。

水瓶。

运动相机或摄像机（以及充电器）。

下载好电影、电视剧的笔记本电脑或平板电脑。

Kindle或纸质书。

手机充电器。

旅行收纳包（装有外出旅行所需的各种洗漱用品）。

床垫（对爸爸来说，可充气的露营垫比病房里破旧的弹簧床垫好多了）。

产妇护垫（医院提供的足够用了，但自己多准备点没有坏处）。

产妇内裤（抱歉兄弟，别指望在短时间内还能看到她穿丁字裤，接受她的高腰全包臀款“奶奶内裤”吧！这种内裤既舒服，又能很好地固定比婴儿尿片还大的产妇护垫）。

第25周　松弛的皮肤褶皱

宝宝体重0.7千克左右，头臀长大约22厘米，还不如前美职篮球员奥尼尔的球鞋长，但也差不多了，大小相当于一个小青南瓜。如果你已经厌倦了用农产品做比喻的话——大小相当于一块烤牛肩肉。

本周，宝宝仍然在持续增重，脂肪不断积聚。毛细血管在皮肤下形成，并充满了血液。到本周末，宝宝的肺部就将发展出布满毛细血管的肺泡，为第一次呼吸空气做好准备。要知道，宝宝现在还无法真正地呼吸，要到出生后才可以。妈妈还在忍受折磨，过去几周里让她备受煎熬的问题依然存在。

第2阶段	第6个月	第25周

宝宝状态

- 脂肪仍在囤积。
- 头发开始有了色素。
- 皱巴巴的皮肤有所舒展。

妈妈状态

- 不断膨胀的子宫对下肢血管造成压力，导致下肢浮肿，天气暖和时情况更加严重。
- 各种不舒服和睡眠问题仍然存在。
- 如果有贫血现象，这周应当在医生指导下在膳食中补铁。
- 少食多餐可以缓解胃灼热。

不容错过的事

- 如果已经预约了第三次产检，记得检查一下是否患有缺铁性贫血，如果她常觉得疲惫不堪，就更要特别注意。
- 和医生聊聊选择分娩中心还是医院，以及如何分娩的话题。

每周任务清单

营养师：试着做些小菜。到了这个阶段，妈妈可能很难吃得下大餐。如果家里是你做饭，可以考虑为她变着花样做些小菜，比如炒菠菜，还可以为她补充急需的铁元素。

☑ **提前规划师：** 重新审视并确定分娩计划。如果你和你的另一半此前制订过分娩计划，现在是时候重新审视了，包括硬膜外麻醉用不用、什么时候用这样的问题，都要重新考虑。另外，找一位专业的助产师，和你一起陪着妈妈生产，在孕期和产后为妈妈提供身体、精神和情绪方面的帮助和支持。她不是要取代你，扮演丈夫或伴侣的角色，而是与你配合，让妈妈尽可能轻松地度过这段时间。当然，你要先看看自己的预算能否负担得起请助产师的费用。

第26周　男宝宝的睾丸下移

如果你的另一半怀的是个男孩，本周睾丸就会下落到已经完全发育成形的阴囊中。宝宝现在重约0.9千克，尺寸相当于一块中等大小的烤牛肩肉，头臀长约23厘米。眼皮在黏合了几周之后，视网膜已经发育完全，现在宝宝的眼睛可以睁开了。虹膜（眼睛中的有色部分）还没有颜色，但很快也会有了。

我妻子很早就出现胃灼热的情况了。就算你妻子现在还没有这种感觉，它也随时都可能找上门来。她会有一种强烈的食道灼烧感，还会觉得喘不上气，再加上肚子越来越大造成的不适感，她很可能会睡眠不足，脾气暴躁。

第2阶段	第6个月	第26周

宝宝状态

- 感官正在发育。
- 肺功能增强。
- 体重增加到大约0.9千克，可以睁开眼睛了。
- 男宝宝的睾丸下落到阴囊中。

妈妈状态

- 随着肚子越来越大，重心发生转移，妈妈会难以入睡、浑身不舒服。
- 身体上的不适和缺乏睡眠，会让妈妈心情烦躁。
- 假性宫缩持续出现，这是在为将来分娩做准备。
- 胃灼热情况越来越严重。
- 身体不便，动作笨拙，特别是坐久了很难起身。

不容错过的事

- 按计划进行第三次产检。

每周任务清单

♪ **解压师：**预约一次为孕晚期妈妈提供的按摩服务。随着孕程接近晚期，妈妈的压力会越来越大，身体上的不适也在加剧，这时为她安排一次按摩，对放松精神（和身体）都有好处（要选择可以免费取消预约的那种）。

孕期共情师：仔细研究一下假性宫缩是怎么回事。假性宫缩也叫布拉克斯顿·希克斯收缩，或迁延宫缩，早在怀孕第6周时就出现了，一直持续到孕中期和孕晚期。你可以与另一半聊聊假性宫缩出现时的感受，看看有什么办法能让她更舒服一些。

第27周　孕中期结束

这是令人兴奋的时刻——你们已走完了整个孕程的2/3，来到孕中期的尾声。看看宝宝的各项数据你就知道，这个阶段对妈妈来说绝不轻松。宝宝现在已经表现出明显的婴儿特征，比如有了极其灵敏的味觉，能够区分羊水的味道和妈妈吃进肚子里的其他东西的味道。实际上，宝宝现在的味蕾数量比出生时及出生后都要多。许多妈妈在吃特定的食物时，都会感觉到宝宝出现明显反应。

我妻子嗜辣如命，我根本挡不住她冲向冰箱里那罐墨西哥辣椒片的脚步。但我会提醒她吃辣的后果。在前三次怀孕过程中，有好几次她吃了“变态辣”的晚饭之后，夜里宝宝就拳打脚踢，搅得她根本睡不着觉。

在这个阶段，有一些你意想不到的事可能会冒出来，比如她的肚脐。如果她穿过脐孔，那么把脐环留着也没什么问题，除非它会戳穿衬衫或挂到别的衣物上。如果真的发生这种事，也不难处理：把脐环摘了，隔几天再重新戴一戴，防止脐孔长住。上网搜索“肚脐贴”，这个小玩意儿也能派上用场。

如果肚皮被撑得太厉害，让她觉得痒，那就丢掉清爽型的乳液，换成更滋润的护肤品，比如椰子油——我妻子当时用的就是这个（吃过感恩节大餐之后，我在自己的肚皮上也涂了一层），或乳木果油、妊娠霜。任何一种都能立刻止痒！

第 2 阶段	第 6 个月	第 27 周

宝宝状态

- 已经可以做与婴儿非常相似的动作，比如睁眼、闭眼、打盹、吸吮手指、打嗝、拽耳朵，同时可以识别不同的声音了。

妈妈状态

- 由于子宫压迫，她必须频繁去厕所。
- 她仍然动作笨拙、脑子迷糊。
- 身体上的不适，比如腿抽筋、背痛等，使得她烦躁易怒。

不容错过的事

- 按计划继续进行第三次产检。

每周任务清单

谈话发起者：预约一位助产师（也可以不预约）。如果你们有这个打算，现在是时候与候选人见面聊一聊了。你们也可以先问问其他妈妈或住在附近的父母们，了解一下助产师希望获得哪种形式的报酬。

营养师：密切留意妈妈的休息和营养状况。你的另一半有没有坚持记录睡眠和饮食情况？如果没有，现在开始记录也不晚。现在有很多手机应用可以帮你们记录，比如Sprout对妈妈来说就是个很不错的选择，The Life of Dad网站则推出了一个名叫Expecting的应用，由男性编写，供男性使用。

第 2 阶段清单

关于家庭

- 开始布置婴儿房。
- 和另一半一起列一份宝宝必备品清单（详见第 16 周最后的“婴儿用品购买清单”）

关于宝宝

- 报名参加产前培训班或拉马兹分娩练习班。
- 和另一半一起计划一下如何揭晓宝宝性别。
- 想几个自己喜欢的宝宝名字，并与另一半交流。

关于妈妈

- 为她买孕妇枕和平底鞋，让她可以舒服一点，也能表达你的关心。
- 到了这个阶段，妈妈可能很难吃得下太丰盛的东西，不妨换着花样为她做些精致小菜。
- 与妈妈和医生讨论一下要不要母乳喂养的问题。

关于产检

- 第 18 ～第 20 周，B 超检查将揭晓宝宝的性别，医生也能从中看出宝宝发育的主要指标是否合格。
- 第 24 周左右要做糖筛检查。

关于医院

- 与另一半讨论一下准备采用哪种方式分娩。
- 开始准备待产包。这项工作宜早不宜迟。
- 和另一半商量一下要不要找助产师。如果有这个打算，现在就要多方打听，与候选人见见面、聊一聊了。

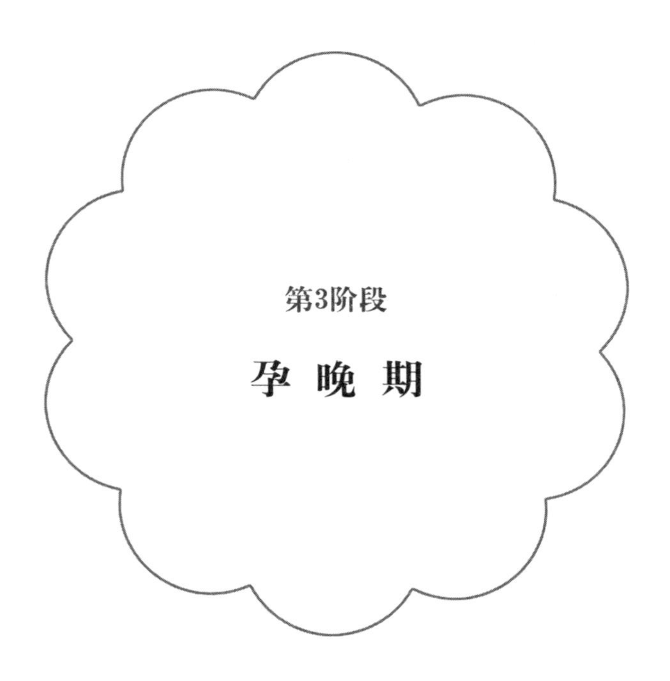

第3阶段

孕 晚 期

伙计，你终于来到了整个孕程的最后阶段！你们已经走完了2/3的旅程，就要抵达终点了！

现在一切都好，就算早产，宝宝的存活率也接近100%了。对于爸爸妈妈，尤其是妈妈来说，这个消息令人倍感轻松。

随着日子一天天过去，妈妈会觉得越来越不舒服。宝宝在子宫里以指数级速度成长，将妈妈的肚子撑到了极限。越接近预产期，她的日子就越难过。

宝宝原本松垮的皮肤渐渐被越来越多的皮下脂肪支撑起来。等宝宝离开子宫，来到这个世界以后，这些脂肪将起到非常重要的作用。现在宝宝在妈妈的肚子里拳打脚踢、辗转腾挪，就像在街头打闹一样，精气神十足。

对爸爸来说，这3个月也非常关键。如果宝宝回家之前的工作还有什么没完成的，你就要抓紧这最后的机会，赶快收尾了：把婴儿床组装起来，把家具搬进去，把婴儿房的墙壁粉刷好（妈妈要当心空气污染）。你还要继续陪着妈妈去做产检，希望这样能显示出你对她有多么关心。你是她的另一半，是她的队友，而不是坐在替补席上看热闹的无关人员。

你们也要一起找医生聊聊，把分娩计划最终确定下来，我们稍后会说到这个话题。你可以考虑和妈妈一起报名参加分娩课程，这是件大好事。记得找一款合适的安全座椅并安装好，别拖到最后一刻才去做。还有，把你们俩的待产包收拾好。还有最后几圈就到终点了，系好安全带，你马上就要当爸爸了！

第7个月

6个月已经过去，只剩下3个月了！本月是孕程第3阶段的开始，预产期越来越近，妈妈的负担也越来越重。我这么说是因为在这个阶段，宝宝的骨骼和器官都将发育完全，并将大量囤积生存所需的脂肪，这会令妈妈的肚子更大，一些平常小事做起来都会更加困难。

本月是非常重要的一个月，原因有很多，但最重要的一个是：如果宝宝早产，此时它将有96%的存活概率，这真是太好了！

现在，宝宝的大脑正在发育，而且终于可以转头了。

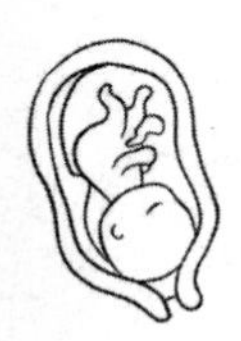

7个月大的胎儿

胎儿发育

前额，骨髓，红细胞发育

胎儿大小

一双溜冰鞋，一个威士忌酒瓶

备注

微笑，踢腿，出拳，转头，翻转，
出现快速眼动睡眠（REM），做梦

第28周

存活率飙升

第29周

宝宝会笑了

第30周

你的小卷心菜

第31周

可以转头了

第28周　存活率飙升

在第28周出生的宝宝，存活率高达惊人的96%。虽然足月出生始终是最理想的，但宝宝此时早产的话，这个存活概率已经是很高的了。分娩之前，宝宝一般都会掉转方向，变成头朝下的姿势。此外，妈妈这段日子过得并不舒服，因为宝宝又大又重，引起了背痛，又压迫到了她的坐骨神经。

我妻子进入孕晚期后，我总是开玩笑地称她为“总监”。我绝不敢让她提任何重物，更不敢让她踩着3米高的梯子去换灯泡。我总是叫她放松，尽量让她舒服一点。家里有什么事，我一个人全包了。

如果你家的婴儿房还没准备就绪，趁现在和你的另一半一起去选选墙漆，买买挂件，把小床组装起来，再看看房间角落里是不是还需要添置一把摇椅——既能来回轻晃又能前后摇摆的那种，不仅妈妈喂奶的时候用得到，轮到爸爸给宝宝喂食，或半夜三更哄宝宝睡觉，好让妈妈难得地好好休息时，也能用得到。

对我和我妻子来说，当时我们进行了一次非常重要的购物。我们准备买一把比较中性的椅子，这样怀后面几个孩子时都能用得上。8年后，我们非常庆幸当时买了把舒服的单人椅。它很耐用，我们甚至想也许将来可以把它传给我们的孙辈。

第3阶段	第7个月	第28周

宝宝状态

- 重约1.0千克，大小相当于一颗大白菜。
- 肺功能进一步成熟。
- 慢慢转为头向下的姿势，做好出生的准备。
- 大脑快速发育，神经元不断增加。
- 本周是意义重大的一周，如果宝宝在本周出生，存活率将高达96%。

妈妈状态

- 内脏受到严重挤压。
- 宝宝的活动增加，意味着妈妈会更频繁地感受到肚子里的踢打。
- 由于被宝宝压迫坐骨神经，妈妈会更频繁地出现背痛和坐骨神经痛。
- 由于肺部受到挤压，妈妈会觉得呼吸急促。

（续表）

第3阶段	第7个月	第28周
不容错过的事 ● 到了孕晚期，产检也由原来的4周一次，缩短为2周一次。如果医生之前没提过，现在可能会建议你们做STD检查（性病检查），因为有些性病可能会在分娩时引起并发症。如果Rh血型检测呈阴性，医生会开始为妈妈注射免疫球蛋白。①		

每周任务清单

陪护师：帮助妈妈缓解坐骨神经痛。有几种拉伸法可以帮助妈妈缓解坐骨神经的压力，其中背部伸展和鸽子式可以有效减轻疼痛。

提前规划师：回顾你的清单，婴儿房需要的东西是不是

①国内似乎还没有这种措施，百度百科关于“Rh溶血病”的词条主要也是以美国为例，现在国内的情况还需要进一步核实：http：//www.sohu.com/a/273823909_227060。——译者注

买齐了？待产包准备好了吗？住院的东西呢？安全座椅研究过了吗？要选择既能安装在汽车座位上，也可以安装在婴儿车上的那种，这样你们外出或旅游时才更方便。豪华的慢跑推车当然很好，我们前后买过5种不同的品牌，从Bumbleride到Quinny，但在前几个月，你还是需要一个Snap'n Go[①]的通用推车架，或类似这样的小推车，这样你就不用每次把宝宝从他的小车里抱出来，放进你的车里，或者从你的车里抱出来，再放进他的小车里。这样的推车架可以完美嵌入宝宝的汽车安全座椅，你只要连座椅带宝宝一起移动就好，非常轻松——毕竟谁会愿意把熟睡中的宝宝弄醒呢？

①美国婴童用品品牌。——译者注

第29周　宝宝会笑了

本周宝宝继续成长并增重，头臀长约26厘米，体重1.1～1.4千克。它已经出现了快速眼动睡眠。由于生长速度太快，子宫变得非常拥挤，宝宝不再有施展拳脚的空间，因此妈妈现在感觉到的胎动明显变弱，大概只相当于软软的一击。本周可能出现的另一个惊喜则是乳房开始湿润。妈妈体内产生了大量催乳素，为的是促进初乳分泌。

第 3 阶段	第 7 个月	第 29 周
宝宝状态 ● 会笑了，大小相当于一个南瓜。 ● 出现快速眼动睡眠，还有可能做梦。 ● 骨骼变成硬化骨。 ● 前额随着大脑的发育而凸出。 ● 在未来 3 个月内，体重将增加一倍、两倍，甚至更多。 妈妈状态 ● 体内产生催乳素，为哺乳做好准备。 ● 肚子越来越大，越来越圆。		

（续表）

第 3 阶段	第 7 个月	第 29 周
● 子宫足足比肚脐高出了大约 10.2 厘米。 ● 又开始频繁上厕所了。 ● 动作笨拙，毫无优雅可言。 ● 可能开始分泌初乳了。 不容错过的事 ● 到了孕晚期，妈妈要改为每两周去医院做一次产检，本周她就应该去一次。内容详见第 28 周。		

每周任务清单

提前规划师：提前找好儿科医生。你可以发动大家来推荐本地出色的儿科医生，或者多向有孩子的朋友咨询。你可以先上网多做做研究，但大多数儿科医生会坐下来，花几分钟时间与你和你的另一半聊聊他的做法，看与你们的想法合不合拍。

陪护师：帮妈妈找卫生间。宝宝不断成长，快填满了妈妈的整个子宫，对膀胱造成压力，所以妈妈这段时间小便会非常频繁。当时我和我妻子外出办事，或第一次去某家餐厅时，我都会先帮她找最近的卫生间在哪里。千万别让妈妈在排着长队的女卫生间门口久等，周末去野外散步的时间也别太长——除非妈妈不介意在户外脱裤子解决。

陪护师：外出时随身携带备用衣物。为保险起见，外出时你最好带着备用衬衫、毛衣或外套，你的另一半最好随身带着胸垫，避免尴尬情况发生。还有什么比胸前带着两片明显的湿痕走来走去更让人难堪呢！

关系黏合师：参加分娩培训班。我在前文中已经提过一次了，在分娩的大日子到来之前，现在再去上几堂课也还不晚。再说一次，这是你们增进感情的好机会。拉马兹分娩练习班、新生儿护理班、婴儿心肺复苏急救班等，都是很好的选择。

第30周　你的小卷心菜

本周，宝宝头臀长约27厘米长，体重接近1.4千克。大脑发育迅速，所有的沟回和褶皱都将为宝宝未来的成长提供扩展空间，让宝宝可以完成从无助的新生儿到反应灵敏的小宝宝，到牙牙学语的小朋友，到叛逆的学龄前小孩（我家里就有一个）以及之后（我家里有两个）的巨大转变。

现在，宝宝的大脑也开始承担不同的任务。在过去几周里，宝宝身上一直覆盖着丝绸般细密的绒毛（胎毛），这是用来保暖的。现在宝宝的大脑已经可以调节体温，所以胎毛开始慢慢消失，到出生时，它们几乎就都不见了。

妈妈的韧带在逐渐放松，为分娩做好准备。现在，巨大的宝宝和子宫会令妈妈感到各种不适，她的脚肿胀得厉害。请听我一句，如果你不想被踢出家门的话，别急着叫她“大脚怪”！你可以趁一起坐在沙发上看新上映的浪漫喜剧时，为她按摩一下这对肿胀的“小怪物”。

第3阶段	第7个月	第30周

宝宝状态

- 大脑褶皱出现。
- 双手已经发育完全。
- 可以抓握东西了。
- 脂肪细胞可以调节体温，所以胎毛正在消失。
- 现在骨髓可以生成红细胞了。

妈妈状态

- 韧带开始松弛。
- 小便频繁。
- 乳房增大，且仍然觉得不适。
- 缺觉令妈妈感到疲惫。在扩香器里加一点有安神作用的精油，比如薰衣草精油，对助眠很有好处，但你们要先咨询专家，确定精油对肚子里的宝宝是安全的。医生可能会建议妈妈少喝茶，所以安神茶你们就别考虑了。

不容错过的事

- 该去做孕晚期的第二次产检了。妈妈可能要做一个葡萄球菌筛查，这种细菌会通过哺乳，由妈妈传染给孩子。因此医生可能也会查看一下宝宝的胎动是否正常，好确定他/她的健康状况。此外妈妈可能还要再做一次超声波检查。

每周任务清单

陪护师：帮妈妈缓解双脚肿胀的痛苦。如果你没有对另一半肿胀的双脚进行嘲笑，并因此成功保命的话，现在可以问问她鞋子舒不舒服——一双舒服的鞋可以让她的脚趾和足弓不那么疼。如果鞋子不够舒服，那就带她去商场进行第二轮购鞋。

家庭总裁：检查家里的宝宝安全措施是否到位。如果你还没有对家里的宝宝安全防范做过任何功课，现在就花点时间列个清单吧！在家里走上一圈，看看你能从基本层面发现哪些问题，比如通电的电源插座、水槽下触手可及的清洁剂、各种尖锐的物品等。然后将你的清单与专业清单作对照，你会发现在宝宝回家之前，竟然还有这么多隐患需要排除！

谈话发起者：与另一半聊聊第4阶段的计划。宝宝出生后，睡眠对你们两个都会变得非常重要。这个阶段该如何分工？谁负责半夜起来喂宝宝？如果妈妈采取母乳喂养，爸爸负责什么？如果爸爸全天都要工作，周一到周五都由妈妈起夜的话，爸爸能负责周末起夜吗？讨论这些话题什么时候都不嫌早。如果不能保证每天4～6小时的睡眠，你们两个都会崩溃的。如果你们两人都无法牺牲睡眠、负责起夜的话，也许应该考虑在开始的几周里请一位保姆来值夜班。

第31周　可以转头了

虽然宝宝正快速接近出生时的体长，体重也增加到了约1.6千克，但在出生前，它还需要再增加1.4～2.3千克。现阶段，宝宝的大脑正在搭建数万亿的神经元连接，并且已经开始处理信息、追踪光线、感知各种感官信号。这些天它睡觉的时间，包括快速眼动睡眠时间长了许多，妈妈能明显区分出宝宝睡着的状态和醒着的状态。

妈妈仍然被各种不适折磨着，假性宫缩发生的次数越来越多。只有她能明白假性宫缩和“宝宝要出来了”的真正信号之间有什么区别，因此你要保持警觉，听从她直觉的指示。坐骨神经痛是正常现象，当宝宝拳打脚踢，或正好挪动到妈妈的坐骨神经上方时，会引起从背部到腿部的刺痛。

“不安腿综合征”不太常见（在大约15%的孕妇身上会出

现），但对于出现这种症状的人来说，双腿真的很痛苦，尤其是晚上，不断蔓延的灼烧感和刺痛感会让妈妈整夜都难以入睡。针灸、瑜伽和冥想能在一定程度上缓解这种痛苦。

还有一个重要的病症叫“私处闪电痛”。我给你一分钟，把笑喷出来的东西清理干净，稳定一下情绪。私处闪电痛是真实存在的，这可不是什么搞笑或整蛊节目的内容，而是一种真实存在的剧烈疼痛，许多医生都能解释病因，却拿不出解决方案。这是一种偶发性的强烈射痛，出现在骨盆或阴道深处，根据有些女性的描述，它是一种尖锐的刺痛，或者说像电击。一些医生认为，这种突然出现的刺痛感和灼烧感可能是宝宝压迫子宫颈神经导致，但准确原因无法确定。因此，如果你的另一半突然双膝跪地，发出恐怖的尖叫，你只要把她扶起来就好，不需要给她举行什么驱魔仪式。

宝宝不久后就要出生了。趁着你现在还有精神和雄心，及早储备食物是非常有必要的。我的前两个孩子出生时，我和妻子珍还住在洛杉矶的一套小公寓里，家里没有什么放东西的空间，更别提再添置一台冰箱或冰柜了（这也是后来我们搬回东部住的一部分原因）。如果当时我们有空间，我一定会这么做的。如果你是第一次为人父母，那你只能多听“过来人”的建议。作为这些“过来人”当中的一员，我要告诉你的是，任何一条看似微不足道的建议（就比如“储备食物”），到时都会给你带来十倍的回报。

第 3 阶段	第 7 个月	第 31 周

宝宝状态

- 体重接近 1.6 千克，大小相当于一个椰子。
- 在子宫里又踢又打，又是翻跟头又是打嗝。
- 体脂不断增加。
- 可以来回转头了。

妈妈状态

- 假性宫缩的频率和强度都在增加。
- 能够真切地感觉到宝宝在动，甚至在睡梦中都会被这种感觉唤醒。
- 不适感仍在继续。
- 宝宝打盹时妈妈可能也能感觉到，同时自己也想打个盹儿。

不容错过的事

- 详见第 30 周。

每周任务清单

提前规划师： 提前准备好食物。你可以事先做一批千层面，把它分成几份，放入密封袋里，并写明日期。你也可以用本地罗勒做一些香蒜酱，冷冻起来以后和意大利面一起吃。在不久的将来，当你忙得晕头转向的时候，这些冷冻食品用不了几分钟就能让你恢复生机。它们将成为你的安慰。

加分项目： 为妻子买一份礼物。我不知道给妻子买礼物是什么时候开始流行的，我只知道当我妻子进入孕晚期之后，突然所有人都在问我："你给她买什么礼物了？"我一开始回答的是"难道宝宝的诞生不是礼物吗"，但后来我觉得这不是个明智的回答。为妈妈挑选一件特别的、有意义的、能让她心动的礼物，明明是个好主意！于是我上网为她买了一条银项链，上面坠着4只小鸡，每一只代表我们的一个孩子。这不仅是个礼物，更是一份惊喜，她说这是我送给她最好的东西！还有一次，我将胎心仪监测到的宝宝心跳做成图片送给她，并将它做成了一件银饰。另外诞生石和刻着名字首字母的珠宝也是不错的选择。

第8个月

还有一个月就要分娩了。你们也许非常享受孕期的每一分钟，也许已经对过去几个月的日子有点厌倦了，无论如何，宝宝诞生的喜悦日子就要到来了！

本月，妈妈毫无疑问应该尽量多休息，你也该核查一下之前所列的清单，看还有没有什么遗漏，免得到时措手不及。如果家里的防护设施还没有完全就位，你们要用的东西还没买齐，那么接下来的几周你就要加快速度了。

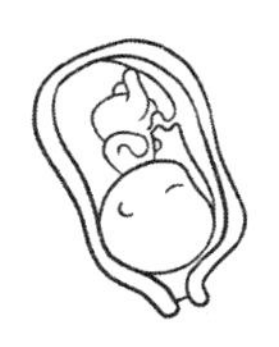

8个月大的胎儿

胎儿发育

不透明的皮肤，头骨

胎儿大小

一个橄榄球，一只46码的男士鞋

备注

呼吸羊水，对疼痛有反应，转为头朝下姿势

第32周

器官发育成熟

第33周

柔软的头骨

第34周

胎儿皮脂

第35周

重大的里程碑

第32周　器官发育成熟

本周，宝宝所有的器官均已发育成熟，只有肺仍在吸入和呼出羊水，因为宝宝还没到呼吸空气的时候。它的体重仍在增加，就像我们从11月到次年1月一直在贴膘一样。它的皮肤终于变得不透明了。现在，宝宝的体重达到1.6～1.8千克，头臀长约29厘米。

妈妈会觉得肚子越来越大，睡眠时断时续，这就让人很难保持平静和专注。你要让妈妈多少吃一点，保证营养；睡觉的时候枕得高一点，可以缓解胃灼热。

第3阶段	第8个月	第32周

宝宝状态

- 体重1.6～1.8千克，大小相当于一个柚子。
- 除了肺以外，其他器官都发育完成了。
- 吸入和呼出羊水。
- 皮肤终于不再透明了。

妈妈状态

- 宫高在31.8～34.3厘米，肚子越来越大。
- 肚脐可能会向外翻。
- 宝宝的位置可能会降得更低，对膀胱造成更大的压力。
- 假性宫缩继续加强。
- 乳房有液体流出，阴道也可能会出现分泌物。

不容错过的事

- 准备好孕晚期产检的结果报告。如果她要接受葡萄球菌筛查，这份结果是用得着的。医生会根据筛查结果，判断妈妈是否适合母乳喂养。

每周任务清单

陪护师：帮助她保持情绪稳定，把脚抬高。晚上睡觉时让妈妈枕得高一点，再利用楔形枕把双腿调整到舒服的位置，让她可以好好休息。

提前规划师：确定分娩计划。是时候与医护人员敲定最终的分娩计划了。到了临产关头，如果妈妈在产房里已经筋疲力尽，你（可能还有她的助产士）就是她最重要的保护者和代言人了。你要做好准备，引导医生按照你们制订好的分娩计划来，并且能在出现并发症时及时要求变更计划。有了宝宝之后你要明白的一点就是，不是每件事都会按时发生，即使有，也很少会按计划发展。随机应变，准备好备选方案，但在你们非常在意的事情面前，也要敢于坚持。现在也是时候和你的另一半讨论一下是否选择储存脐带血。

第33周　柔软的头骨

本周，宝宝的体重增加了大约0.2千克，并不断地为出生后的生活做大量准备工作。不断吸入羊水是消化系统为将来进食在做准备。现阶段，宝宝的头骨还没有完全闭合，这是有原因的，骨头之间有收缩的余地才方便宝宝通过产道。这种头骨之间的间隙被称作“囟门”，也就是大家通常所说的“天窗”。

对妈妈来说，这段漫长的旅程已经到了最后阶段。她又累又不舒服，不停地说着“生完就好了”。她总是觉得饿，但一吃东西就觉得胃灼热，着实难受。

离分娩还有几周，现阶段最重要的是妈妈要能分得清漏尿和破羊水。尿液通常是黄色的（这你们应该知道吧），带有或轻或重的氨味；羊水则是清澈无色的，有一种较甜的气味。我只有过一次目睹妻子破羊水的经历，那是我们第二次怀孕，我妻子正怀着查理。一天深夜，我们正在睡觉，羊水忽然就破了。起初我没醒，后来是被我妻子从背后拍醒的。她说她似乎听到了水球轻轻爆开的声音，但她不知道这声音我能不能听到，也不确定真的听到了从自己体内传来的声音，但羊水破的那一瞬间，她确实感觉到了。接下来我就陷入了恐慌……这一段我们留到后面再讲吧。

第3阶段	第8个月	第33周

宝宝状态

- 本周体重增长了约0.2千克。
- 可能已经转为头朝下的姿势，并下降到了骨盆的更低处。
- 头骨还没有完全融合，因为要通过产道，骨头之间要有可以收缩的余地，所以宝宝出生后头上会有一个“天窗”，正式的叫法是“囟门”。

妈妈状态

- 子宫顶部在耻骨正上方大约12.7厘米处，肚子又圆又大。
- 宝宝在肚子里的位置更低了。
- 很可能会疲劳、易怒，主要是因为不舒服，从现在一直到分娩这种情况都会很常见。
- 很可能睡得不好。
- 可能会经常觉得饿，因为很多营养都供给了宝宝，但胃灼热和不适感又令她吃不下什么东西。

不容错过的事

- 详见第30周。
- 再确认一遍你在医院或分娩中心做过登记了。

每周任务清单

营养师：给妈妈做些容易吃下去的东西。由于恶心或是对气味敏感，妈妈可能很难吃下太多东西，不过我想到个好办法，为我妻子做了蛋白质奶昔，既方便吃，又能为她和宝宝提供所需营养。

提前规划师：参观医院或分娩中心。我和我妻子每次都会提前去她要分娩的医院参观。几乎所有的医院和分娩中心都会为父母提供参观机会，你们可以走进产房和产后恢复病房，熟悉一下医院的各种场景和声音。这种预演绝对是有好处的，你们可以趁此机会了解急诊室在哪里、停车场在哪里，哪里禁止通行、哪里会被开罚单（免得初为人父的你横冲直撞地冲破医院大门），医院的各种设施是怎样布局的，使用规则和流程是怎样的……你们还可以把这些信息告诉双方父母、家人和朋友。

谈话发起者：商量一下到了分娩那天你们希望谁在医院和产房里。我和我妻子的共识是：无论是在待产室里等待宝宝落地时，还是在产后护理阶段，“来的人越多越好”。我们认为这是宝宝出生后的第一个生日派对，于是邀请了双方所有的家人和亲密的朋友。不过，尽管我们恨不得每个人都能和我们一起庆祝宝宝的出生，但还是不希望有其他人在产房里，因为那是属于我们的私密时刻，只能我们两个人分享。每对夫妻的想法不同，所做的决定也不同，有的夫妻希望双方的母亲能留在产房里（或是其他特殊的家庭成员，比如教父和教母）。究竟在何种程度上保留隐私，这个问题你们要好好商量一下，取得一致意见。另外，所有的医院都对允许进入产房的人数有规定，有的医院还规定了可以在指定时间段到病房探望产妇的访客人数（这时，对病房护士好一点是不会有错的——一打甜甜圈、一包糖果，再加上甜言蜜语，你们就会成为整间病房里最受欢迎的病人）。

第34周 胎儿皮脂

本周，宝宝头臀长约31厘米，体重约2.3千克。对妈妈来说，现在就好像随身带着一个长着四肢的中号南瓜。如果怀的是男孩，现在睾丸已经从腹部基本落到阴囊内。大概有3%～4%的男孩出生时睾丸并没有落下，不过别担心，大多数情况下在一岁之前，睾丸最终会下落到位。如果一岁之后还是没有落下，也不用担心。相信我，我是过来人，带孩子去医院，找儿科专家看一看。

本周还有一件很棒的事：宝宝的指甲终于长到指尖了！因此你的待办事项清单上要多加一项：买个婴儿指甲刀。它有保护结构，可以防止你一不小心剪得太深。我有个小建议：你可以趁宝宝熟睡之后再给他剪指甲，这样会稍稍容易一点。

妈妈仍然在受折磨。试想你肚子里装着一个中号南瓜走来走去是什么感觉，你就能对她多一点理解和同情了。妈妈的子宫比刚怀孕时的容量大了足有500～1000倍！她已经有好几个星期看不到自己肚子以下的东西了，除非躺下，否则她也看不到自己的左右脚有没有穿对鞋。所有妈妈都一样，越是临近分娩压力就越大。自从你们把怀孕的消息告诉周围的人之后，就不断有生过孩子的人来给她讲自己分娩时的故事。这些故事在她脑海中挥之不去，一定会令她对几周后即将发生的事充满焦虑。这时，你要竭尽所能让她舒服一点，帮她缓解一些压力。

第3阶段	第8个月	第34周

宝宝状态

- 体重约2.3千克，有中号南瓜那么大。很可能已经大头朝下，向骨盆方向下落。
- 指甲已经长到指尖了。
- 肺部发育的最后一周。
- 如果是男孩，睾丸已经完全下落到阴囊里了。

妈妈状态

- 子宫占据了身体的大量空间，令妈妈非常不舒服。
- 对分娩这件事有些焦虑。
- 很累，小便频率高。
- 排尿量增加可能会让妈妈不想喝水，但实际上她需要补充水分。

（续表）

第3阶段	第8个月	第34周
不容错过的事 ● 至少去医院“演习”过一次，知道去的路线以及备用路线。就在我们打算剖官产诞下第二个孩子之前的那个周末，洛杉矶一条主要的高速公路关闭，造成了严重的交通堵塞，后来那次事件被称为“汽车末日”。我们当时完全没想到孩子会提前出来，所以当周日我妻子发现她羊水破了的时候，我们非但没有惊喜，反而惊慌失措。我们必须掉头走另一条路才能到医院，花了相当于平时两倍的时间。		

每周任务清单

陪护师：成为妈妈的水童。忘了那些含咖啡因或人造色素和香精的饮料吧！H_2O始终是最好的选择。妈妈就应该喝水，喝大量的水。也许你应该上亚马逊网站好好逛逛，为她买个新水瓶，选择她最喜欢的颜色，给她一个惊喜！

☑ **提前规划师：**把安全座椅安装好。你可能要花点时间才能搞清楚如何安装安全座椅。如果不放心的话，你可以查查买车时附赠的使用手册，或上网搜搜你买的这一款安全座椅的安装视频。

第35周　重大的里程碑

本周是重要的一周！宝宝的肺已经完全发育成熟。就算现在出生，宝宝也可以很好地自主呼吸，这真是太好啦！此外，肾脏、肝脏以及其他各个器官也已发育成熟。宝宝现在头臀长约32厘米，体重2.3千克多一点。从现在到出生前的这几周时间，它还要继续增加体重、发育大脑。如果宝宝还没有入盆，这几周它会快速下降，为出生做好准备。

如果宝宝还没有调整到位，妈妈有时可能会觉得气短。假性宫缩仍在继续，妈妈很容易把它误认为是真的。即使只是进行日常活动，妈妈也很容易疲惫，这时爸爸就要站出来（如果你还没有站出来的话），承担起家里的大小事。我自己有点“强迫症”，喜欢凡事都比我妻子先走一步。我会花几分钟把床上的40个装饰靠枕一口气全部拿走（一开始就停不下来），给精油扩散器里加好精油（一定要用对孕妇安全的精油，仔细检查），在她走进房间之前确认地板上没有水。我每天都会做这些事，只有周一、周四和周日晚上有球赛的时候例外（眨眨眼）……但如果我已经把孩子们哄睡着了，也把妻子安顿好了，只是想不受打扰地看几眼球赛，我有错吗？当然没有。你也没错。

第3阶段	第8个月	第35周

宝宝状态

- 大小相当于一个橄榄球。
- 肺部已经完全发育成熟。
- 肾脏、肝脏以及其他各个器官都已发育成熟。
- 体重还在增加。

妈妈状态

- 如果胎位还没有下降，妈妈的肺部就会承受很大的压力，这可能会让她觉得气短。
- 如果胎位下降了，妈妈的气短症状就会略有缓解，但膀胱又会受到压迫。
- 假性宫缩频率增加，很容易被妈妈误认为是真的。

不容错过的事

- 本周要做最后一次产检。现在宝宝随时都可能出生。

备忘录：分娩的三个产程

第一产程：宫缩开始，宫口逐渐扩张，直到开全。第一产程包括两个阶段；潜伏期（宫颈逐渐展平、扩大）和活跃期（宫颈扩张速度更快，宫缩时间更长、更有力、更密集）。

第二产程：宫口开全，随着妈妈的用力推挤，宝宝被娩出，这一产程随之结束。

第三产程：宝宝出生，胎盘娩出，第三产程结束。

每周任务清单

家庭总裁：接管家务。无论大事小情，只要你能抢在她前面做完，你就赢了——遛狗、铲屎、做饭、打扫厨房、洗衣服，等等。做你力所能及的，这样妈妈就可以好好休息了。

提前规划师： 打包住院必需品。哥们儿，这是最后一次警告！我们的第二个和第三个孩子都早产了，而我当时一直拖着没有打包住院用品。当我妻子忙着清理流到羽绒被上的羊水时，我则惊慌失措地往包里胡乱塞东西（别问经过了）……这么说吧，我在医院那段时间的行头就是皱巴巴的衬衫加上游泳裤。终极警告：不要像我一样！

提前规划师： 分娩期间的安排。我说的不是分娩计划——那应该是已经定下来的，而且是你、你的另一半和医生达成过共识的。我说的是在住院期间，谁去家里喂鱼，谁负责晚上去开几盏灯，免得家里进小偷。

第9个月

怀孕是一条漫长的路，但现在你们终于抵达终点了！本月是万众期待的一个月——当然，除非孩子拖到第10个月才出来，那你们也只能坚持着了！妈妈已经烦到极点，什么姿势都不舒服。她迫不及待地想趴着睡觉，想再次看看自己肿胀的脚和私处。宝宝仍然在增重，希望它已经入盆，做好出生的准备了。

这个月似乎无比漫长，永远过不完似的，但你可以忙碌起来：为婴儿房和整个家做最后的布置；加班加点把工作做完，好随时可以请假去医院。你们的家人和朋友很可能会主动联系你，询问你的住址、你们要去哪家医院，告诉你他们能想到的其他细节。但你不要太被周围的人和事分心，忘了与另一半分享宝宝出生前的这一小段安静的时光，享受一张崭新的笑脸出现在这个世界的幸福时刻！

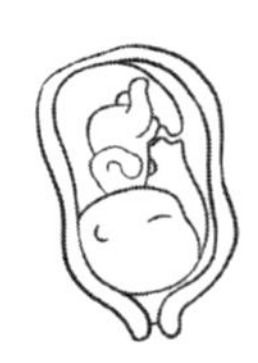

9个月大的胎儿

胎儿发育

声带，肺部发育完全，肾脏、肠道，大脑迅速发育

胎儿大小

一个西瓜，一大桶爆米花，一只吉娃娃

备注

听得到，会眨眼，会抓握

第36周

最后的冲刺阶段

第37周

刚刚足月

第38周

就要见到你们了

第39周

随时都可能出生的宝宝

第40周

我们终于见面了

第41~42周

宝宝还没出来?

第36周　最后的冲刺阶段

宝宝体重大约2.7千克，头臀长约33厘米。恭喜，你已经进入了最后冲刺阶段！如果你用传统方式做过熏肉，就会发现制作过程与你现在的情况有点像——仔细挑选木柴，密切留意整个过程，连续几个小时保持火候稳定，直到最后制作完成。拿出你温柔的爱意来呵护那块前胸肉，把它从熏炉上拿下来，让它休息一下，看着它就像看着你刚出生的孩子，在妈妈怀里安然睡去。你的心里充满了安慰与喜悦。

好了好了……我的类比太让人恶心了！但我的第四个孩子马上就要出生了，现在我的情绪就是被这些简单的事情控制着。宝宝的循环系统、肌肉和骨骼功能都已齐备，消化系统也已就绪，只等运行开始。屏住呼吸——这一刻就要来了。

第3阶段	第9个月	第36周

宝宝状态

- 发育完成，体重持续增加。
- 大小相当于一棵长叶莴苣。
- 现在宝宝在子宫里的动静更微弱了。
- 双频越来越饱满。
- 因为不断吞下羊水而形成胎粪。

妈妈状态

- 在激素的影响下，妈妈的结缔组织开始松弛，为分娩做好准备。
- 闪电痛仍然会发作（这是由胎位降得更低引起的）。
- 下肢肿胀、背部疼痛、睡眠质量不好，都让妈妈变得易怒。

不容错过的事

- 现在产检频率变成了一周一次。医生会检查胎位和宫高，并继续监测尿液、体重和血压。妈妈可能要再做一次B超，确定胎儿位置。如果你的时间允许，最好能每周陪着妈妈一起去医院。

搭乘飞机

大多数专家认为，女性在孕期是可以搭乘飞机的，只要怀孕在36周以内就是安全的。不过，一旦超过36周，大多数医生就不再建议妈妈搭乘飞机旅行了。实际上，绝大多数航空公司都不允许女性在怀孕期间乘坐飞机。如果必须乘坐，你需要有医生开具的证明才可以。

每周任务清单

家庭总裁：继续让她当“甩手掌柜”。家里的大事小情都抢在她前面做好，尽你所能多承担一些家务。你不知道这会给你的另一半减轻多大的压力！

陪护师：帮妈妈制造些小睡时间。尽量鼓励妈妈抽空多去休息，即使推掉朋友聚会或工作上的活动也是值得的，大家都会理解。如果他们不理解，那可能是因为他们自己还没经历过这个阶段。

第37周　刚刚足月

本周有个激动人心的消息：如果宝宝现在出生，他已经算是“胎龄达标”或“足月”了，不再是“早产”了。请注意：只有大约5%的宝宝恰好在预产期出生，大约6.4%的宝宝会在第37周出生，出生比例反而更高。宝宝仍然以每周0.2千克的速度在增重。现阶段胎儿的平均体重约为2.9千克，不过每个宝宝情况不同，体重有所差异也很正常，正如新生儿的体重也各不相同。现在脂肪仍在堆积，宝宝也还在吞咽和排出羊水，并在子宫里翻来翻去。

随着分娩临近，妈妈可能会感到精力充沛。如果你还没有对房子里里外外加以留意，现在可能就要表现出“筑巢本能”了。这是一种天性，你会发自内心地渴望修整、清理房屋，为刚来到这个世界的宝宝提供最好的环境。

那么，各种“筑巢”工作对你来说就不是麻烦事了吗？不可能。你有没有发现，当你像在玩抢椅子游戏似的，把家具在房间里挪来挪去时，嘴里还在不停地嘟囔着脏话？没错。当你忙着在前院大力洗刷房子的外墙板，以至于连大师赛都错过了的时候，会不会面带假笑，装作兴奋地冲你的另一半挥手？当然。不过还是微笑着学会感恩吧！毕竟把一个孩子带到这个世界上来，是你此生做过的最了不起的事情之一了！

第3阶段	第9个月	第37周

宝宝状态

- 成长、膨胀，胎位继续下降。
- 宝宝已经足月，所以本周变化不大。

妈妈状态

- 因为胎位下降，妈妈会感到骨盆疼痛，总想小便。
- 可能会有妊娠纹。
- “筑巢本能”达到顶点。
- 因为分娩临近，妈妈可能会觉得精力充沛。

不容错过的事

- 每周体检一次。详见第36周。

每周任务清单

提前规划师：再把计划回顾一遍。就要到时间了，就要到分娩关头了！每个人都在高度戒备状态。这可不是你粗心大意把手机落在朋友车里的时候。如果你担心发生这类意外，就放下自尊，去买个花哨的手机套，把手机别在腰上。要有一套应急预案，在紧急状态下你可以联系谁，平日里你也要多与他们保持接触。随时与另一半保持联系，即使只是问问她感觉如何。

营养师：成为“膳食管理员”。让你的另一半多加餐或多吃零食，尽管很难做到。补充营养，可以保证她精力充沛，也为宝宝继续增重提供能量。

第38周　就要见到你们了

宝宝现在体重3.2千克，头臀长约35厘米。虽然在妈妈的子宫里可能还要待上两周（最多四周），但宝宝已经做好出来的准备了，也就是说，它准备好要大声啼哭了。保护宝宝皮肤的油腻腻的白色皮脂还在不断脱落，其他的准备也都已就绪。现在宝宝只剩增重这一件事，至于什么时候出来，就交给自然的智慧来决定吧！

妈妈可以感觉到宝宝正在入盆，她的宫颈越来越软，甚至可能已经开始扩张。她的胃被宝宝挤压得没什么空间，因此胃口可能不太好，吃不下什么东西。这时，健康的蛋白质奶昔或蛋白棒就是很好的选择。对于能否顺顺利利地把孩子生出来，以及下一步——能否平平安安地把孩子带回家，妈妈仍然既焦虑又满怀希望。

对妈妈来说，除非已经确定了剖宫产的日期，否则什么时候开始休产假就像一场博弈。如果打算顺产，大部分准父母都宁愿在产前多工作一周、多拿一周的工资，好缓解经济压力。不过，有一点不容妥协——要尽量以最安全、压力最小的方式赶到医院，迎接分娩。做决定就像掷骰子，妈妈要根据自己身体的感觉来判断。

第3阶段	第9个月	第38周

宝宝状态

- 身体已经发育完全，体重仍在增加。
- 体重 3.2 ～ 3.4 千克，大小几乎相当于一个足球。
- 脚趾甲完全覆盖了脚趾。
- 声带发育完全。

妈妈状态

- 胎位继续下降，宫颈软化并扩张。
- “筑巢本能”仍在持续。
- 不管去哪儿，妈妈都会先找卫生间。

不容错过的事

- 每周都要做一次产检。如果宝宝仍然是臀位，那么医生就要准备或已经在安排做剖宫产手术了。

每周任务清单

☑ **提前规划师：**开始休产假。妈妈的每位同事显然都知道她很快就要生了。如果她还在工作，恐怕现在就要向老板提出休产假，回家休息，免得从工作岗位直接奔赴医院。

☑ **提前规划师：**请陪产假。如果你有幸在一家提供陪产假的公司工作，那就要认真计划一下如何充分利用假期的每一天了。希望老板能够理解你的情况，对于你工作到一半就跑出去也并不介意。如果你的岳母或其他家庭成员能在预产期到来之前的这一两周始终陪着你妻子，那么你就可以把陪产假留到生产之后再用了，这是更好的方案。如果你们打算做剖宫产手术，那么计划起来就要容易多了，因为手术日期是相对固定的。

什么时候需要做剖宫产手术?

剖宫产手术是从母亲腹部和子宫上的切口取出胎儿的外科手术。需要做剖宫产手术的情况很多，但最普遍的一种是胎儿臀位。胎儿臀位是指胎儿未能转为头冲着产道的姿势，而是头朝上直立着。剖宫产手术的恢复期较长，你们要在医院多住几天，恢复过程也更加复杂。

第39周　随时都可能出生的宝宝

宝宝现在体重在3.2～3.6千克之间，头臀长约36厘米，在分娩之前基本不会再长大了，但大脑的发育却并不会停止，并且会在出生后的几年里持续发育。旧的皮肤脱落，代之以新的皮肤。宝宝不再是粉嫩嫩的，而是变成了白色或灰白的肤色，并在出生后随着色素沉着又变为其他颜色。

妈妈现在可能非常沮丧，恨不得宝宝能快点出来。对未知的将来的焦虑，以及此刻的种种不适，使得妈妈变得非常易怒。你的任务清单上还有什么没完成的工作，比如布置婴儿房、准备待产包、整理收拾房子，现在是你收尾的最好时机。

第3阶段	第9个月	第39周

宝宝状态

- 接近出生时的体重。新的皮肤形成，旧的皮肤脱落。
- 体重 3.2 ～ 3.6 千克，还在继续长胖。
- 大小相当于一个小西瓜，已经足月。

妈妈状态

- 宝宝的位置可能会压迫妈妈的神经，导致闪电痛出现得更加频繁。
- 种种不适仍在持续。随着宝宝不断成长，妈妈入睡越来越困难，胃口也不太好，走路和日常活动都会变得动作迟缓。

不容错过的事

- 每周按时产检。

每周任务清单

陪护师：鼓励妈妈照顾好自己。在这段关键期里，妈妈要好好照顾自己。洗个热水澡，多多休息，少食多餐。妈妈应该放心闲下来，不要做太多家务或工作。你可以鼓励她读读书或追追剧。

孕期共情师：随时待命。如果宝宝还没出生，那么妈妈现在很可能是身心俱疲，什么事都做不了的状态，就好像你们只能坐着干等……你最好尽量让妈妈舒服一点，满足她的一切需要，不要劳烦她自己动手。

第40周　我们终于见面了

恭喜，你们终于抵达了整个孕程的终点！宝宝的正常体重在2.7～4.1千克，总身长在48.3～55.9厘米，只要数值落入这个范围区间之内，宝宝就是健康的。大约30%的宝宝会在本周出生，如果你的宝宝想再多待一阵子，那也完全没问题。不过医生不太可能允许它待过第42周。

妈妈挺着巨大的肚子，已经准备好迎接宝宝的降生了。她的宫颈仍在软化和扩张。她倍感不适，同时还有兴奋、恐惧、紧张以及其他你所能想象到的复杂情绪交织在一起，使得她难以入眠。现在她非常需要你方方面面的支持，包括身体上的、精神上的以及情绪上的。

第3阶段	第9个月	第40周

宝宝状态

- 体重已经达到出生时的数值。医生可以大致估计得出，但精确的数字只有等宝宝出生后过秤，你们才能知道。

妈妈状态

- 胎位下降，做好分娩的准备。
- 宫颈继续软化和扩张。
- 很可能非常不适，同时交织着兴奋、恐惧和紧张，难以入眠。她对自己即将开始的母亲生涯也感到焦虑。
- 月经还要再过几周才能恢复。
- 如果本周妈妈分娩了，要知道她不仅要生孩子，还要娩出胎盘（这个过程通常被称为第二次分娩）。

不容错过的事

- 每周按时产检。医生可能会和你们商量要不要引产。

每周任务清单

陪护师：成为她的坚实依靠。让你的另一半知道你会自始至终陪着她，她可以放心。你要成为关键角色——与相关人员保持沟通，接待那些专程赶来看望你们的人，联系那些不能亲自前来又希望及时获悉最新情况或是与妈妈视频通话、表达祝福的人。你还要掌握医院的各种信息，比如车停在哪儿、要去哪层楼、你们病房是几号，因为亲朋好友需要你提供这些信息，好为妈妈送食物或送花……希望不要安排歌舞表演！

家庭总裁：最后一次大扫除。如果本周宝宝还没出生，你们又都坐在那里干等着，那么趁着这个好机会，最后再给家里来一次大扫除吧！当你们带着刚出生的宝宝回到家，却发现到处都是一团糟，没有什么事比这个更糟糕了！

营养师：用饮食来催产，这也可以成为你的加分项目。几乎每座城市都有这样一间神秘的餐厅，传说吃了某道菜，孕妇就会开始阵痛。在圣费尔南多谷，是著名的凯欧蒂比萨店，相传店里的沙拉能让准妈妈在24小时内开始分娩。你可以上网搜一搜本地信息，看看你们附近有没有这样的餐厅可以带你的另一半去试试。

第41～42周　宝宝还没出来？

不要着急，宝宝就要出生了！有15%～20%的宝宝会在第41～42周出生，如果你们的宝宝还没有动静，医生通常会为妈妈引产，并与你们商量做剖宫产手术的事。本周宝宝已经足月，大脑功能还在继续完善。

我自己的几个孩子都是在第40周之前出生的，所以我并不了解到这个阶段还在等待的夫妻内心有多么挣扎，大概与我在第36周、第37周和第38周时的心情差不多吧！作为丈夫和父亲，我焦虑的事情有很多：因为随时有可能接到电话，我简直把手机当成了圣杯！我会不停地检查电量，看它是不是100%，那段时间我的手机始终保持在三格或四格电。如果有人打来电话说想和我“聊会儿”，我会赶紧说完，立刻挂掉电话。我可不关心史蒂夫怎么在酒吧里喝了个烂醉，忘了自己把车停哪儿了，第二天只好打车上班……我一心只关注一件事——生宝宝。

第3阶段	第9个月	第41～42周

宝宝状态

- 大约16%的宝宝会在第41周出生，还有1%出生在第42周。
- 到42周以后就是过期妊娠，医生很可能会在此之前就采取措施引产或剖宫产。
- 宝宝足月了，还在长胖。

妈妈状态

- 第40周时的改变仍在继续。
- 可能会因为过了预产期宝宝还没动静而不知所措，略感失望。
- 非常焦虑。

不容错过的事

- 每周按时产检，商量引产或剖宫产的事。

每周任务清单

☑ **提前规划师：**将待产包放在手边。我妻子临近预产期时，我总是带着待产包去上班，下班再把它带回家，放在门口，以防万一。

提前规划师： 温习课上所学。如果你们上过拉马兹分娩练习班或其他分娩课程，每天晚上花15分钟和你的另一半做做呼吸练习，可以帮助你们温习学过的东西。

陪护师： 照顾好爸爸。照顾好自己还是最重要的。花点时间做做冥想或者跑跑步，让自己保持头脑清醒。

第3阶段清单

关于家庭

- 做好家里的安全保护措施。
- 安装好安全座椅。
- 一定要随身携带待产包。妈妈的待产包也一定要准备好，放在门口或是伸手可得的地方。
- 帮妈妈写感谢卡，送给为你们准备婴儿礼物的亲朋好友。
- 做一些半成品食物，存放在冰箱里。

关于宝宝

- 和你的另一半聊聊你在儿科医生那里得到的信息。整理大家向你推荐的人选信息，上网做做功课，面试几个你觉得可能合适的候选人。
- 报名参加儿童看护和婴儿、儿童心肺复苏术课程。
- 和你的另一半一起练习，温习巩固课上学到的东西。

（续表）

第3阶段清单
关于妈妈 ● 把你们在拉马兹分娩练习班上学到的东西加以练习。 ● 和妈妈一起制订一个宝宝出生之后的睡眠计划，对晚上喂奶等工作加以分工。 ● 考虑给妈妈送一份充满感情的礼物。 关于产检 ● 从第28周起，产前检查频率缩短为每两周一次，从第36周开始进一步缩短为每周一次，直到分娩。 ● 妈妈要做一个B族链球菌检测。 关于医院 ● 与你的另一半、助产师（如果有的话）和产科医生一起最后敲定计划。 ● 提前参观医院或分娩中心。 ● 当你的另一半即将分娩时，你也要准备好行动计划。

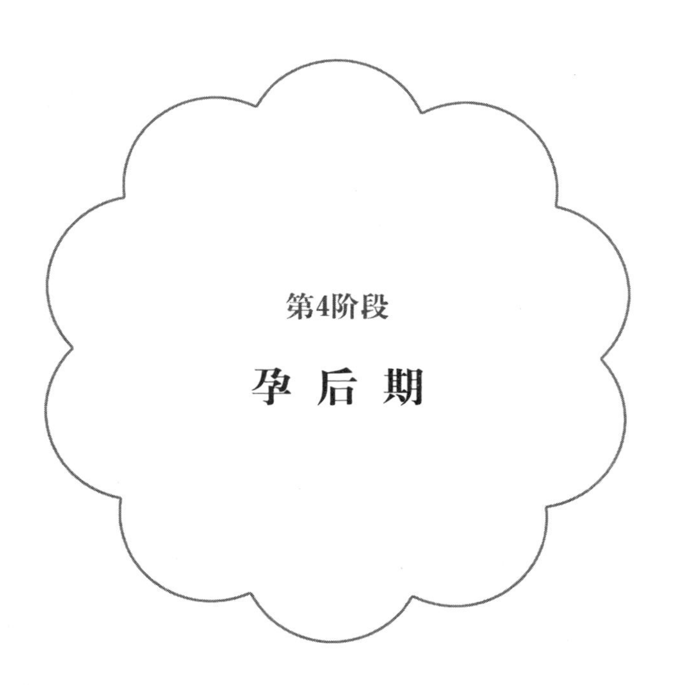

第4阶段

孕 后 期

准备迎接最后一轮祝贺吧——欢迎加入老爸阵营！很多人都没想到，生产后妈妈需要整整40天时间来恢复身体。无论对新手父母还是新生的宝宝来说，都需要几周时间来适应新的生活秩序，这也是我们把产后前3个月单独作为一个阶段来讲的原因之一。

如果你读到了这部分，那就说明你很可能挺过了住院的这段时间，并且已经稀里糊涂地把“重要收获”塞入汽车后座，战战兢兢地回到家了。我永远忘不了当时我们从医院返回公寓的“处女航”，我以50多千米的时速，紧紧贴着右车道开，对每一个超车的疯子高声叫骂——不知道我载着个刚出生的宝宝吗！

一回到家，大多数父母在最初的一两周内都做不了别的事，只能专注于“满足宝宝的一切需求”这一件事上。如果双方的父母不能过来帮把手，那就只有靠爸爸承包一应家务活，保证妈妈什么都不用操心，只管休息好、给孩子喂好奶就行。再过几周，你们都适应了新的生活方式、建立起新的生活秩序后，就该回去上班了。

在完成上述所有工作的同时，你在第4阶段最重要的事就是挤出宝贵时间，好好陪伴你可爱的宝宝。安静地看看宝宝漂亮的眼睛，把他抱在胸前，与他皮肤相亲，让他熟悉你的声音、闻到你的气味、听到你的笑声。用不了多久，你们就能建立起自己的交流方式，甚至都不需要说话。

第10个月

大多数父母现在已经迎来了宝宝的出生。如果你们还没有，别担心，时间马上就要到了。那些已经见到孩子的父母，你们已经熬过了阵痛和分娩过程（或是剖宫产手术），熬过了住院那几天，以及躺在病房破旧的弹簧床垫上几乎无法入睡的那些夜晚。

接下来的这个月，你做的所有事情都是为了帮助妈妈恢复身体，不管是承包一切家务、照管宠物、支付账单还是半夜起来给宝宝喂奶，都服务于这一目的。这段时间，你要和你的另一半相互合作、相互支持，才能让两个人都得到充足的睡眠、恢复精力。除此之外，这也是你们与小家伙建立感情的重要时期……

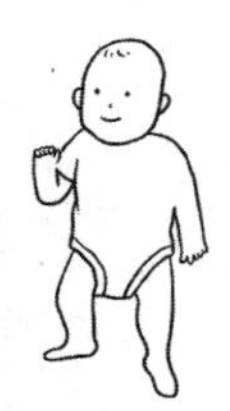

1个月大的婴儿

婴儿体重

大约3.2千克

体重相当于

一袋糖，一块砖

备注

出生后第1周体重会降，这是正常现象，
通过哭闹来与外界交流，
喂奶时间会越来越长、频率会越来越高，
脐带变干并脱落，能做出类似微笑的表情

第43周

宝宝睡得多，你们睡得少

第44周

变身“吃货”小宝宝

第45周

逐渐认识你了

第46周

可以俯卧了

第43周　宝宝睡得多，你们睡得少

终于结束了漫长的等待，你们漂亮的宝宝来了！出生后的第一周，宝宝会掉一些体重，不过不必担心。你也将逐渐学会从宝宝的哭声里辨别他的需求，通常只有那么几种——饿了、困了、尿了或拉了需要换尿片，或者只是想要抱抱，获得安全感。新生婴儿剪断脐带后，护士通常会在切口上夹一个塑料小夹子，你在换尿片时要小心一点，别碰到它，否则会弄疼宝宝。几天后脐带就会变干并自然脱落。我不想告诉你我的第一个孩子脐带脱落时我们谁都没发现，直到看到我家狗在沙发的一角疯狂地又嗅又刨……

如果你们选择给男宝做包皮环切手术，那么现在刀口也正在愈合当中，医生会向你们详细说明如何护理。通常在你们出院之前，医生就会询问你们要不要做这个手术，或者（根据负责你们的妇产科医生的判断）推荐你们在男宝出生后的头几周内，去咨询相关方面的专家。

宝宝出生后我总是主动承担一应事务，主要是因为妈妈太累了，需要好好休息，当然也因为我自己想这么做——从在医院里换第一张尿片开始，负起所有责任来。这是爸爸与宝宝开始建立关系的重要时刻，而且有护士在一旁随时协助，爸爸做起这些工作来也会更加得心应手。找个人在旁边为你拍几张照片，18年后当孩子高中毕业、步入大学时，现在这些经历会成为你珍贵的回忆，相信我！如果你在产前培训班没有学过怎么做这些工作，或者你压根儿没有报过班的话，现在许多医院也会提供相关课程，教你如何裹襁褓、换尿片以及抱孩子。

产后住院的时间因人而异，短则2天，长则4天，根据顺产或剖宫产不同的恢复情况而定。住院期间，我都会在病房陪着我妻子，也会要求把宝宝留在身边，一刻也不离开我们的视线。许多医院现在都缩减了婴儿室规模，鼓励“母婴同室”，这也是促进妈妈产后恢复的好方法。不过一般来说，这取决于你们，你和你的另一半觉得哪种方式对宝宝更好、对你们自己也更好，就选择哪种方式。当有亲朋好友来病房看孩子时，我就会利用这段时间出去买点吃的、处理一点别的事情。但每天晚上我一定会回到病房，等护士对我妻子和宝宝的情况做完常规检查后，就在她旁边的小床上安顿睡下。医院有宝宝托管服务，可以帮忙照顾几个小时，好让我们俩都好好睡一觉，我们选择过几次这项服务，并要求护士把给宝宝洗澡和验血的工作也安排在这段时间里。我则趁机好好洗个澡，我们之前说过的待产包这时就派上用场了。

产后第一周，妈妈体内的激素水平发生着强烈变化，她的身体经历了分娩（或手术），也正在逐渐恢复，与此同时，她还要照顾新生的宝宝。她的乳房非常敏感，开始分泌乳汁，她可能已经在尝试着把宝宝抱在胸前，给宝宝喂奶了。通常医院或分娩中心都会有这方面的专家指导妈妈如何喂奶。不过，如果宝宝不太会吃奶，喂奶过程就会变成对妈妈身体和情绪上的双重挑战。这时你要鼓励妈妈多多尝试，不要这么早就认输。母乳喂养有很多好处，不光能增强妈妈和宝宝之间的情感联结，母乳本身也能为宝宝提供许多重要抗体，增强宝宝的免疫力。另外，这段时间妈妈会有大量分泌物持续排出（很像来月经），这就是“恶露”。

住院期间，会有很多亲朋好友来病房看望你们，但当你们出院回家之后，就要给你们留出私人空间，不该再过分打扰了。访客想要抱孩子之前，一定要让对方先洗手消毒，这很重要。如果是母乳喂养，小家伙可能已经通过妈妈建立起超级强大的免疫系统了。

第4阶段	第10个月	第43周

宝宝状态

- 本周体重可能会下降5%。别担心，这很正常。
- 学着吃妈妈的奶。
- 排出胎粪，通常是黑色柏油状的。别担心，这也是正常的。
- 脐带开始变干，一两周后就会自然脱落。

妈妈状态

- 产后体内激素水平将发生变化。
- 乳房敏感，开始分泌乳汁。如果采取母乳喂养，可能会出现乳头疼痛或开裂。
- 不断排出分泌物，也就是“恶露”，过程与流量比较大的月经类似。
- 大约80%的妈妈会出现产后抑郁，情绪起伏不定。

不容错过的事

- 宝宝出生后的第一周需要做全身检查。儿科医生会在你们住院期间来看望你们，大致看看宝宝的情况，并告诉你们什么时候去找他预约第一次真正的体检。
- 如果宝宝不会吃奶，你可能要找一位母乳喂养方面的专家来指导。

每周任务清单

育儿师：之前学到的照顾孩子的技巧要用起来。宝宝吃饱后，可能就要换一次尿片了。你要试着自己换尿片，同时练习一下如何包襁褓才能让宝宝感到安全、舒服，可以很快入睡。如果你在医院没有得到这方面的指导，那就上网找找，有很多图文说明和操作视频。

育儿师：当妈妈和宝宝休息的时候，你要承担起一应家庭事务。尽量别让妈妈动手，她这段时间的任务就是恢复身体、与宝宝建立联系。

陪护师：帮助妈妈喂奶。如果妈妈遇到了困难，你可以帮她做一些你能做的。如果她已经找母乳喂养方面的专家咨询过了，那么她应该已经学到了一些喂奶技巧，了解了吸奶器之类的设备，也知道了该如何保存吸出来的奶（如果你和她一起去的话，这些知识你也已经学到了）。现在你可以做的事情有：（妈妈奶水不足的情况下）在妈妈每次喂奶时多给她鼓励，用安抚奶嘴来安慰宝宝（这会帮妈妈缩减喂奶时间），（妈妈乳头疼痛或开裂时）给她买瓶滋润的乳液。爸爸秘方：用卷心菜叶冷敷对乳房肿胀和堵奶有奇效，但这么做也有副作用——减少乳汁分泌量，因此你要注意使用频率（以及是否使用这种方法）。

陪护师：睡眠优先。说你接下来的几周都会睡眠不足并不是危言耸听。理想状态下，妈妈（还有爸爸）都应该在宝宝睡觉的时候也赶快睡觉。在好不容易裹好了襁褓、把小家伙轻哄睡着之后，你可能很想看会儿电视、刷会儿手机、接着上局玩会儿糖果消消乐，或是把堆积如山的脏盘子洗干净，但你要忍住，尤其在你已经欠下许多“睡眠债”的情况下。在谁半夜起来给孩子喂奶的问题上，不妨回想一下当初你们订的计划：谁什么时候睡觉，谁什么时候喂奶和换尿片，好让对方能休息片刻。

第44周　变身“吃货”小宝宝

宝宝现在食量更大，进食的需求也更频繁，出生后掉的那点体重可能已经补回来了。宝宝的眼睛已经开始追视运动的物体了，如果你穿过房间时发现他的眼睛在追随着你，不用太惊讶！

采取母乳喂养的妈妈乳房会变大。本周妈妈仍然很缺觉，而且可能有点产后抑郁，这是体内激素水平开始回落造成的，是正常现象。她的子宫开始收缩，但肚子看起来还是和怀孕的时候一样大。采取母乳喂养的妈妈可能会发现自己的体重正在快速回落。在喂奶期间，妈妈会更容易感到饥饿和口渴，因为身体需要大量能量，来满足饥饿的小宝宝。那时候我要先把水准备好，我妻子才会坐下来喂奶。你也要提前准备好，家里可以存一箱24瓶装的水，这样更方便。养育孩子或尝试回到正常的生活状态可能会令妈妈倍感压力。你们不妨开诚布公地聊聊这些困惑和忧虑，看看怎么协作才能减轻这种压力带来的影响。妈妈仍然要多吃富含营养的东西，这对宝宝也有好处。妈妈吃下去、喝下去的所有东西，都会直接化为母乳，被宝宝吸收。

本周希望你还在休陪产假（也许你已经是个全职奶爸了），这样就能多点时间陪妈妈和宝宝。如果你已经回去上班了，那就晚上多负责照顾宝宝，好让妈妈能休息吧。

第 4 阶段	第 10 个月	第 44 周

宝宝状态

- 体重开始反弹，可能恢复到了出生时的体重。
- 本周会更容易饿，吃奶更频繁，每次吃的时间也更长。
- 注意力更集中，更能控制自己的动作。

妈妈状态

- 如果采用母乳喂养，妈妈的乳房会很大，乳头也很敏感。
- 睡眠不足，而且由于体内激素水平回落，她会出现产后抑郁现象。
- 子宫正在收缩，但仍比怀孕之前大。
- 如果采用母乳喂养，妈妈的体重会出现明显回落。
- 给孩子喂奶的妈妈往往容易又饿又渴，因为她需要大量能量来喂养饥饿的新生儿。

不容错过的事

- 如果没有任何并发症，就不需要预约体检了。

产后情绪障碍

每个人都以为妈妈生完孩子后头几天或几周都会兴高采烈，但事实并非如此。妈妈体内的激素水平开始回落，这会引起我们通常所说的“产后抑郁”[①]。虽然从某种程度上来说，这是正常现象，但爸爸还是要密切留意，并及时干预，防止妈妈的情况发展成产后情绪障碍。

有一点非常值得注意，爸爸也会出现产后情绪障碍。由于宝宝的出生令生活发生了巨大变化，使得爸爸睡眠不足、倍感压力，情绪也容易受到影响。在妈妈忙着恢复身体、与宝宝建立联系的同时，爸爸也可以请一位家庭成员或密友来看看自己。

①“国际产后支持”是一个与怀孕和产后情绪障碍相关的网站，内容非常好，他们甚至为爸爸和夫妻双方准备了专门的板块：http：//www.postpartum.net/family/tips-for-postpartum-dads-and-partners/.——译者注

每周任务清单

趣味项目策划者：成为“历史学家”。每周都用照片记录下宝宝的成长过程（你应该已经这么做了）。我和我妻子为每个孩子都买过日记本，不仅记录成长过程中发生的重大事件，也会经常记录琐事。

家庭总裁：准备迎接客人。如果这是你们出院回家的第一周，你就得做好准备，迎接突然来访的客人，他们来给你送礼物，看宝宝，给你一个大大的拥抱。你要牢记任何人进屋来都要洗手、消毒。记得买一箱洗手液备着。

育儿师：陪你漂亮的宝宝一起玩。装装样子很容易——哄他睡觉，喂他吃奶，清理他拉的屎，但千万别忘了陪他玩。这是你和宝宝最亲密的时刻之一。给他唱歌、跳舞，试着用各种能发声的玩具引起他的注意。

产后共情师：帮助妈妈缓解分娩的疼痛，恢复身体。你可能已经看到了，分娩的痛苦如坠地狱，但宝宝出生并不代表这种疼痛就结束了。在顺产过程中，妈妈的会阴可能会撕裂（也许还缝了几针），如果是做剖宫产手术，刀口现在还是新鲜的，没有愈合。你要格外关心妈妈，为她准备些镇痛的冰袋，帮她取需要的东西，总之，尽量不要让她劳动。子宫会随着时间推移自然收缩，但这个过程也可能从哺乳期就开始了。这个过程不太舒服，尤其是对做剖宫产手术的妈妈而言。如果她疼得厉害，一定要找妇产科医生或护士问问有哪些非处方止痛药是她能吃的。虽然现在宝宝已经不在子宫里了，但药物还是能通过乳汁被宝宝吸收，因此，你要保证这段时间妈妈吃的所有药都是经过医生批准的，包括维生素、保健品和非处方药。

第45周　逐渐认识你了

本周，宝宝体重增加了0.1～0.2千克，眼睛也在盯着更复杂的形状了。宝宝一天能睡15～17小时，几乎除了吃奶就是睡觉。现在，宝宝的消化系统开始运转，他在吃奶时会吸入大量气体，并出现溢奶现象。

本周妈妈的子宫继续收缩，体重可能也回落了一点。现在还没到恢复运动或做爱的时候。有的妈妈可能会出现失禁现象，这是因为在分娩过程中，肌肉的收缩力减弱。她的乳房酸痛，乳头可能也会皲裂。

本周可能是你在家带孩子的第2周，也是你在家庭事务中找到自己立足点的绝佳时机，尤其是在不久之后你就要回去工作的情况下。现在就建立起新的生活秩序，可以减轻你和妻子身上的压力。

第4阶段	第10个月	第45周

宝宝状态

- 本周体重增加了0.1～0.2千克。
- 消化系统开始运转。
- 脐带可能已经变干并脱落。
- 眼睛开始盯着更复杂的形状了。
- 平均每天睡15～17小时，但不是一觉睡这么久。

妈妈状态

- 子宫在收缩，体重在回落。
- 近几周内恢复运动或夫妻生活仍然不安全。
- 腹肌仍处在拉伸状态，使得她看起来还是像在怀孕的状态。
- 由于在分娩过程中肌肉的收缩力减弱，可能会出现失禁现象。
- 乳房酸痛敏感。
- 感到疲惫，状态不佳。鼓励她喂完奶就躺下休息，尽量为她营造安静的环境。

不容错过的事

- 她这周可能要做术后检查。注意：如果妈妈在分娩时做了会阴侧切，这个周末之前应该拆线了。

每周任务清单

育儿师： 带宝宝去户外。宝宝吃完奶后，你可以带他去公园逛一逛，好让妈妈小睡一会儿或者冲个澡。只要天气不太冷，就可以带宝宝出去几分钟。记住，只要外面温度不低于21℃，就不用把宝宝包裹得好像要去雪地里。最好的判断法则是：小婴儿只要比正常儿童多穿一层就好。

加分项目： 为妈妈买哺乳文胸。如果妈妈采用母乳喂养，现在她很可能发现自己的乳房变大，导致所有的文胸都穿不了了（除非她不是第一次生孩子）。那么，全家一起出动吧！陪妈妈去商场试穿哺乳文胸是件很有趣的事，全家人一起挤在试衣间里，齐刷刷盯着妈妈的胸部。共赢！

第46周　可以俯卧了

宝宝出生后大约第4周，是去医院做第二次身体检查的时间（具体情况也要视你的宝宝何时出生而定）。听听医生都说些什么，如果他们说的你感到不对劲，一定要敢于提出问题。切记，医学是一门实践性很强的科学，每个人，每个宝宝，具体情况都是不同的。在宝宝整个人生的开始阶段，你和你妻子是他仅有的医疗权益维护人，你们比任何人都更关心他，更了解他的情况，根据你们平时对他的照顾，倾听自己的直觉发出的声音，这很重要。在接种疫苗的时间、宝宝要不要和父母一起睡、喝母乳还是喝奶粉、是不是宝宝一哭就马上去哄等许多问题上，都有不同的说法，你要结合自己的实际情况，有针对性地询问医生，与他进行讨论。记住，如果你不太相信眼前这位儿科医生，那就果断换一位！这并不难，你也不必有压力。

你可以为宝宝开发一些“健身项目”，比如通过引导宝宝抓玩具，让他锻炼锻炼小肚子，加强一下颈部肌肉，练习一下抓握功夫。你可能会看到宝宝冲你笑，或是盯着你的脸、试着模仿你的表情。

妈妈体内的激素水平仍然在缓慢回落。如果回落速度太快，你就要密切关注她的情绪是否稳定。她的乳房仍然很痛。随着子宫进一步收缩，她可能会有轻微出血或分泌物增多的现象。失禁的情况仍在持续。希望妈妈开始适应严重睡眠不足的生活了。提醒你一点：凯格尔运动对妈妈很有好处，可以恢复由于分娩而减弱的肌肉收缩力。不过很可惜，在这件事上你恐怕帮不上忙，她必须得自己去咨询医生（尤其是做了剖宫产手术的妈妈），但她可能只需做些简单运动就行。

第4阶段	第10个月	第46周

宝宝状态

- 已经可以俯卧了，也就是说，宝宝可以趴在爸爸妈妈的肚子上锻炼颈部肌肉了。
- 会盯着你的脸看，可能还会模仿你的表情。
- 开始出现抓握动作。
- 这周可能会笑了。

妈妈状态

- 体内激素水平正在恢复正常。
- 乳房仍然很痛。
- 子宫继续收缩，可能会导致偶尔的出血或分泌物增多。
- 可能会发现自己在一些事情上掌握了窍门，这会让她低落的情绪有所提升，产后抑郁有所缓解。但如果她的抑郁情绪并没有好转，你一定要重视起来，不断温柔地关心她的感受。
- 食欲逐渐恢复正常。
- 可能会对自己的身材感到难为情，并开始试着减肥。
- 本周可以做些轻度的运动（比如散步），除非她做了剖官产手术，或者医生让她等到做完第一次产后检查再运动。

不容错过的事

- 宝宝出生4周后第一次预约体检。

在宝宝第1个月体检时要问医生的问题

我的宝宝体重达标吗？

有什么皮肤变化需要注意的吗？

什么时候接种疫苗？如果我想每次只接种一种疫苗，或是调整接种时间，可以吗？

宝宝吃得够吗？

宝宝睡够了吗？

每周任务清单

关系黏合师：去散散步。除非妈妈做了剖宫产手术，否则本周她就可以做一些简单的运动了。你们可以在傍晚时分一起出去散散步，30～60分钟就好。这也会让你们更亲近，恢复以往的亲密关系。

育儿师：加热毛巾。可以把毛巾放在烘干机中加热，当宝宝洗完澡从浴室出来时给他温暖的包裹，这是一种多么舒服的感觉！

第11个月

本月，你们可能已经习惯了新的生活规律，你可能也已经结束陪产假，返回工作岗位了。妈妈终于恢复正常了，其中生活规律的重建对她有很大的帮助。宝宝吃得越来越多，成长速度飞快。如果你能在他们睡觉的时候也抓紧时间补觉，那就说明你们的表现都非常好。本月，你应该已经带宝宝去做过1～2次体检了。你会发现宝宝开始与你交流了，当然，他能采用的方式还是哭和模仿你的面部表情，但这已经能让你乐得发疯了！

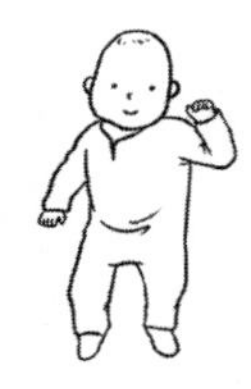

2个月大的婴儿

婴儿体重

约4.5千克

体重相当于

一只家猫，一只感恩节火鸡

备注

哭闹得少了，可以一觉睡足6～7小时，
食欲不断增长，视觉与听觉相互关联，
第一次生长高峰开始，可以俯卧了

第47周

你好，爱笑的小家伙

第48周

让宝宝适应奶瓶

第49周

哭闹减少

第50周

已经两个月了吗

第47周　你好，爱笑的小家伙

本周你会发现宝宝会笑了，这不再是无意识的笑，他是在回应来自外界的刺激，是真实的反应。本周宝宝的睡眠和吃奶习惯可能会有所改变，他晚上可以睡得更久，白天醒着的时间也更长了。

现在，小家伙正以每周身长增加约2.5厘米、体重增加0.1～0.2千克的速度长大。他每两个小时就要吃一次奶，每天要吃8～10次，每次吃奶56.7～141.7克。

妈妈的身体基本上已经恢复到了原来的状态，她的子宫也基本回到了怀孕前的大小。如果她一直在做凯格尔运动，那么失禁现象应该也在慢慢减少了。她的乳房可能已经缩小到原来的尺寸，皲裂的乳头也开始愈合了。如果可能的话，妈妈最好在宝宝睡觉的时候自己也睡上一觉。我知道妈妈很想利用这段时间来做做家务、处理处理账单，或者做些别的事，但你还是要提醒她抓紧时间休息，这才是现在最重要的事。

第 4 阶段	第 11 个月	第 47 周

宝宝状态

- 微笑不再是无意识的，而是对外界刺激的真实回应。
- 能分辨音乐，很喜欢听。
- 以每周大约 2.5 厘米的速度飞快成长。
- 大约每两个小时吃一次奶，每天要吃 8 ～ 10 次。
- 每次吃奶 56.7 ～ 141.7 克。

妈妈状态

- 身体状况逐渐恢复正常。
- 做凯格尔运动有助于恢复肌肉收缩力，减少失禁情况。
- 已经适应了给宝宝喂奶，皲裂的乳头开始愈合。
- 适当运动可以帮她减轻一些压力。
- 对很多妈妈来说，这可能是产假的最后一周。

不容错过的事

- 本周不需要做检查（除非出现并发症）。

每周任务清单

关系黏合师：维护母子关系。妈妈在返回工作岗位之前，应该尽量多陪陪宝宝。你要保证妈妈的大部分时间不是在喂奶，就是在与宝宝培养亲密关系。

家庭总裁：雇个保姆或找一家可靠的育儿中心。花点时间向保姆（或帮你们看护宝宝的人）交代清楚宝宝吃奶和睡觉的时间表。幸运的话，宝宝的爷爷奶奶或祖父祖母就住在附近，能过来帮你们照看宝宝！

第48周　让宝宝适应奶瓶

如果你的宝宝还在吃奶，妈妈却要回去工作了，那现在是时候让宝宝适应奶瓶了。妈妈可以用吸奶器继续给孩子喂母乳，也可以改喝配方奶粉。有的妈妈一直给孩子喂母乳直到一岁甚至更大才断掉，有的妈妈则认为这样太占用时间，或是太疼了，这都是各人选择。你可以试着用奶瓶代妈妈喂奶，这既是增进父子感情的好机会，也能让妈妈喘口气。如果宝宝一下子接受不了，不妨先用奶嘴轻轻触碰宝宝的嘴唇，滴一滴乳汁出来，会让宝宝更容易接受。

宝宝的睡眠和吃奶模式已经趋于正常化，现在你要做的就是成为一个换尿片专业人士。

妈妈的身体状况已经基本恢复正常。如果本周是产后第6周的话，她应该可以恢复正常的夫妻生活了，希望身心疲惫以及其他原因没有熄灭她的欲望。因为怀孕分娩而走样的身材会令她非常介意，这不仅会影响她重新开始夫妻生活，也会影响她即将重返工作岗位的状态，因此，这段时间你需要从身心两方面多多给她鼓励和支持。

第 4 阶段	第 11 个月	第 48 周

宝宝状态

- 食量更大，两次喝奶的间隔时间可能更长了。
- 成长速度与上周持平，每天吃 10 次奶，每次吃奶 56.7 ～ 141.7 克，每周大约长大 2.5 厘米。

妈妈状态

- 子宫已经收缩到正常大小。
- 体重下降，尤其是采用母乳喂养的方式。
- 如果继续喂母乳，妈妈的食欲可能会增加。
- 已经可以恢复夫妻生活了。本周她可能会对自己的外表过分在意，尤其是打算恢复夫妻生活的时候。
- 体重可能还是超标，尤其是肚子周围还有赘肉。

不容错过的事

- 产后第 6 周，妈妈该去做体检了。如果你陪妈妈一起去，不妨问问医生你该如何帮助她恢复身体。如果你觉得妈妈情绪不佳，别忘了也一起咨询一下。
- 妈妈可能要回去工作了。

第49周　哭闹减少

本周有几个好消息。你会发现宝宝哭闹的次数少了很多，除非宝宝有肠绞痛。肠绞痛是一种原因不明、反复出现的现象，会使得健康的宝宝持续不断、无法控制地大哭，时间长达3个小时或更久。不过不用担心，肠绞痛通常3～4个月后就能自愈。这段时间，宝宝一整晚能睡6～7个小时，这也意味着爸爸妈妈晚上也能多睡一会儿了。你们可以有意识地建立一套睡前喂奶程序，这样更能保证宝宝睡足6～7个小时。

宝宝仍然保持着每周长大约2.5厘米，增重约0.2千克的成长速度，每3～4个小时吃一次奶，每次吃奶113.4～141.7克。本周宝宝的感官信息有了巨大发展，他能把视觉与听觉相联系，并能凝视不同的物体了。

妈妈基本上已经恢复正常了。本周你可以帮助她重新开始有规律地锻炼，包括力量训练和增加心肺适能的锻炼，比如散步、跑步，或她在怀孕之前喜欢做的其他运动。

第4阶段	第11个月	第49周
宝宝状态 ● 哭闹少了很多，除非有肠绞痛（发生概率约为20%）。 ● 有望整晚睡6～7个小时。 ● 开始把视觉与听觉联系起来，并能凝视眼前的对象了。 ● 成长速度继续保持每周长大约2.5厘米，增重约0.2千克。 ● 每3～4个小时吃一次奶，每次吃奶113.4～141.7克。 妈妈状态 ● 体内激素水平仍在变化，乳汁分泌开始减少。 ● 脚可能永远恢复不到怀孕前的尺寸了！ ● 可能有脱发现象，这很正常。		

遵守固定的生活习惯

按照时间线，制定一套固定的生活习惯。你们应该尽量每天晚上在固定的时间吃晚饭、给宝宝喂奶，宝宝入睡之前的那一顿可以多喂一些，这样通常能让宝宝一觉睡很久。生活习惯还包括多给宝宝听特定的音乐，比如海浪声或白噪声。宝宝入睡后，你们也不要熬得太晚，否则会睡眠不足。

每周任务清单

关系黏合师：给妈妈和宝宝留出特别的亲密时间。如果妈妈已经回到工作岗位了，你就要帮她安排好与宝宝相处的时间，免得错过宝宝成长中的里程碑事件。

育儿师：给宝宝喂奶。练习灌奶瓶、热奶，提高你的喂奶技巧！你也可以帮妈妈做一些给母乳装袋、贴日期标签这样的工作。封装好的母乳一部分要放进冰箱冷藏室里，剩下的则要放入冷冻室储存起来。

第50周　已经两个月了吗

两个月过去了，宝宝现在已经完全适应了你们制定的日常规则，因此跟几周之前相比，育儿生活轻松了许多。现在宝宝每天大约要吃6次奶，每一天、每一周，他的食量都在增加。

宝宝快要到猛长期了，因此，如果宝宝刚刚吃完奶就哭着还要吃，你可千万别太惊讶！父母们往往会根据书中列出的里程碑式的发育标志，来对比自己孩子与别的孩子的成长速度，但不同的书，说法也不同，最明智的做法还是丢开书，让医生来告诉你有哪些是你真正需要关注的。不过要记住，对于宝宝，“健康”的定义是很宽泛的。

妈妈的身体已经完全回到了以往状态（除非她还在喂母乳），大多数规律都已恢复正常，包括经期，这也意味着她又开始排卵了。因此，你们在重新开始夫妻生活时要多加小心。除非你们想很快再迎来一个孩子，否则就要认真做好避孕措施。

第 4 阶段	第 11 个月	第 50 周

宝宝状态

- 适应了日常规则，完全养成了生活习惯。
- 每天大约要吃 6 次奶，每次坐着的时间越来越长。
- 快要到猛长期了。
- 身体越来越棒，晚上睡着的时间也越来越长。

妈妈状态

- 大多数身体规律都恢复了正常，除非她还在哺乳。
- 如果不再采用母乳喂养，她的月经可能会恢复，这就意味着她又开始排卵了，也就是说她可以再次怀孕，因此你们过夫妻生活时要小心一点。
- 身体正在适应产后激素水平的回稳。
- 可能很快就会成为经验丰富的妈妈。然而，每个妈妈都有自己的节奏，有的妈妈可能需要比较长的时间才能找到自己的育儿节奏。

不容错过的事

- 要做宝宝出生后第 2 个月的体检。大多数儿科医生都会从此时开始为宝宝接种疫苗。

在宝宝第2个月体检时要问医生的问题

宝宝会出现哪些里程碑式的发育标志？

宝宝应该追视我们吗？

如果不按照建议方案来接种疫苗，对宝宝有哪些好处或危险？

宝宝俯卧的时间是不是太长了？

每周任务清单

谈话发起者：讨论避孕问题。随着夫妻生活恢复正常，以及妈妈再次开始排卵，你们应该讨论一下接下来的计划了，是继续要小孩，还是小心避孕。

谈话发起者：讨论给宝宝接种疫苗的事。你和你的另一半可能要研究一下儿科医生给出的疫苗接种方案，包括每一种疫苗是什么，有哪些副作用。我和我妻子从两种方案中二选一，即一次只接种一种疫苗，且两种疫苗之间相隔较长的时间。现在大多数儿科医生都会给父母选择，并与父母们讨论这些选项。

第12个月

这是第4阶段的最后4周。到了这个阶段，你和你的另一半也许觉得自己已经是经验丰富的父母了。你们都熬过了怀孕期间身体和情绪上的严酷考验，始终相互支持。妈妈应该已经完全恢复了正常，如果她愿意，可以继续采用母乳喂养。你已经具备了熟练地换尿片和温奶技能。轮到你用奶瓶喂奶时，宝宝会很喜欢被爸爸抱在怀里的感觉。珍惜宝宝刚出生的这几周、几个月时光吧！虽然听起来老套，但宝宝成长得实在太快了，你与儿子或女儿亲密相处的这些时光，很快就会一去不返。

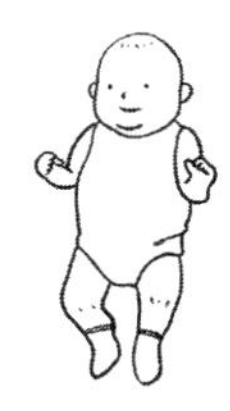

3个月大的婴儿

婴儿体重

6.8千克

体重相当于

一台19英寸的平板电视机，一袋中等规格的狗粮

备注

宝宝能一觉睡到天亮（如果你们幸运的话），
可以自己平静下来，俯卧的时候能滚来滚去，
吮吸自己的大拇指，发出咕咕声，
微笑，大笑

第51周

经验丰富的父母

第52周

满10周了

第53周

宝宝的喜好

第54周

宝宝出生的前3个月

第51周　经验丰富的父母

迈入为人父母的第3个月后，你们也许会觉得自己早已经验丰富了。妈妈已经完全恢复了以往的外形，你们也都得到了充足的睡眠。当然，不是所有父母到了这一阶段都能达到这种状态，别着急！宝宝已经9周大了，正是可爱的时候！他活泼好动，整天微微笑、咯咯笑、哈哈大笑，迫不及待地想要与你互动。

到了这个阶段，希望你的宝宝已经能够睡足整夜了，万一半夜醒来，最好还能依靠舒缓的音乐、吮吸着安抚奶嘴安静地自主入睡。如果你买过安抚手指，也可以试试！宝宝俯卧着的时候，你要对他多加留意。虽然他现在还不会翻身，不过从床的一边挪到另一边还是很容易的。

这些天妈妈的感觉应该好多了。她能睡得更久，“孕期健忘”也变成了“产后健忘”（其实你们俩都有这种可能），时不时会被宝宝的各种需求分散注意力。

<table>
<tr><td>第4阶段</td><td>第12个月</td><td>第51周</td></tr>
<tr><td colspan="3">宝宝状态
● 可以一觉睡到天亮了，尽管有时半夜还会醒来。
● 基本上可以靠安抚奶嘴或宝宝自己的手指来自主入睡。
● 如果宝宝醒了，让他哭上几分钟可能就会重新入睡。
● 俯卧的时候会像小虫子一样扭来扭去，所以你们要对他多加保护。
妈妈状态
● 可能还在继续喂母乳，因为这对减重和推迟月经恢复都有好处。
● “孕期健忘”变成了“产后健忘”，这说明她的注意力被宝宝的各种需求所分散。</td></tr>
</table>

非处方药与母乳喂养

母亲在哺乳期间不应当服用非处方药。一般来说，母亲服用的药物只有1%会最终进入母乳，但最好还是谨慎一些，宁可先咨询医生。从经验来看，哺乳期的母亲只有在绝对必要时才能服药。

每周任务清单

关系黏合师： 安排一个约会之夜。如果宝宝接受了用奶瓶喝奶，那你就可以请奶奶或其他可以信任的人照顾他几个小时了。如果安排顺利的话，你和你的另一半就能出去来一次约会，重新培养一下感情了。注意不要玩得太疯狂，也不要跑得太远，万一有需要，你们还能飞快地赶回家。

育儿师： 宝宝俯卧的时候对他多加留意。每天俯卧几次，宝宝很快就能抬起头，以全新的视角看世界了！

第52周　满10周了

宝宝已经10周大了，他的生活习惯应该已经固定了下来。他每天能小睡2～3次，每次持续约1小时，或长或短；每3～4小时吃一次奶，每次吃113.4～170.1克。等到了猛长期，不论吃奶次数还是吃奶量都会增加。宝宝每天能睡15～17小时，其中一晚上能睡8～10小时。

妈妈状态很好。由于睡眠足，再加上运动与节食，也许还有母乳喂养的功劳，本周她纤瘦了许多。不过，如果她无法每分每秒都成为好妈妈，也许会生出负疚感。妈妈总是动不动就陷入灰心沮丧中，请你及时安慰她，给她鼓励。

第4阶段	第12个月	第52周

宝宝状态

- 正在适应各种各样的生活规律：起床、吃奶、游戏、小睡，重复这套程序，直到晚上睡觉。
- 体重持续增加。
- 每3～4小时吃一次奶，每次吃113.4～170.1克，到了猛长期会吃得更多。
- 每天能睡15～17小时，其中一晚上能睡8～10小时。

妈妈状态

- 本周身材纤瘦了，这与妈妈的睡眠、运动与节食有关，用母乳喂养也有一定的帮助。
- 成为妈妈无疑是令人兴奋的，但如果她没有做到每一刻都享受其中，可能就会产生负疚感。
- 为自己留些时间，免得被负面情绪裹挟、淹没。

每周任务清单

育儿师： 试着让宝宝翻身。如果宝宝俯卧已经没问题了，可能就已做好了翻身的准备。当你和宝宝在地板上玩的时候，不妨帮助他翻身，让他习惯翻滚的动作和感觉。当然你的动作要轻。

加分项目：鼓励妈妈出去走走。鼓励甚至强烈建议妈妈离开家几个小时，找她的女朋友们聚一聚，吃点东西。你会和宝宝一起度过一段黄金时间，妈妈也能享受一下她想念已久的快乐时光。

第53周　宝宝的喜好

宝宝吃奶和睡觉已经形成了规律，现在正以每周增重0.2千克的速度成长，有的小衣服可能已经穿不了了。宝宝的性格也正发生着变化，他发出的各种沟通信号，比如咕咕声、微笑、大笑和咯咯笑，你应该已经非常熟悉了。

这段时间你要对宝宝保持高度关注，处在“口欲期”的宝宝看到什么就会咬什么，他正通过啃咬和咀嚼来探索世界。

本周，希望妈妈已经恢复了愉悦的心情。她应该继续运动、保证睡眠、注意节食。脱发现象可能仍在持续。接下来的几个月，如果你发现浴室排水口堵得厉害，千万别太惊讶。

第 4 阶段	第 12 个月	第 53 周

宝宝状态

- 可能在向你表达自己的喜好了。
- 熟悉了你的性格。
- 某些东西总能让宝宝发出咕咕声，逗得他微笑或大笑，让他很是喜欢。
- 有的衣服宝宝已经穿不了了。
- 吃奶和睡觉的时间规律已经固定了下来。
- 宝宝会把拿得到的任何东西都放进嘴里，多加小心。

妈妈状态

- 一转眼宝宝已经快 3 个月了，妈妈可能意识到了时间过得有多快，并随之产生了怀念之情，或是希望日子能慢下来。
- 妈妈可能想给自己买点衣服（当她恢复正常体重时），或者想给宝宝买点衣服（宝宝在不停地长大），她可能还想买一个很酷的小玩意儿——免手扶吸奶器文胸。

每周任务清单

家庭总裁：防止窒息。随着宝宝“口欲期”的到来，你要格外留心宝宝可能接触到的东西，防止被他吃进嘴里，引起窒息。如果你还没有在整个家里做好防护工作的话，这只是一个开始！

家庭总裁：想一个处理旧衣服的方案。宝宝成长得很快，你应该和另一半讨论一下要不要把穿不了的小衣服捐出去，或者存放在塑料整理箱里，等到下一个孩子出生后再穿（我们当时就是这么做的）。

第54周　宝宝出生的前3个月

就在3个月前，你和你的另一半还以为这个孩子永远不会出生了，看看现在，你们和漂亮的家庭新成员，一家人其乐融融！宝宝一天能吃4～5次奶，每次还是能吃下141.7～198.4克之多。从本周起，宝宝将以每个月大约3.2千克的速度增重，这一成长速度将一直保持到宝宝7个月上下，并达到峰值。

妈妈本周即将休完产假，回到工作岗位，随之而来的可能就是一些无法避免的矛盾了，比如对宝宝能否得到精心照料的担忧，或者只是分离焦虑，这些感受都是正常的。希望妈妈能重拾自信，接受现状，享受她的新角色。

第 4 阶段	第 12 个月	第 54 周

宝宝状态

- 从现在起到 7 个月上下，宝宝每月大约增重 3.2 千克。
- 每次吃奶 141.7 ～ 198.4 克。
- 每天睡 15 ～ 16 小时，睡觉次数逐渐趋于正常。

妈妈状态

- 如果妈妈即将返回工作岗位，她可能会产生分离焦虑。
- 需要决定是继续母乳喂养还是改喂配方奶粉。如果继续母乳喂养，打算再喂多久。

不容错过的事

- 第 4 个月要给宝宝预约体检、接种疫苗。

每周任务清单

谈话发起者：讨论一下什么时候给宝宝添加辅食，以及添加哪些辅食。到宝宝4～6个月大时，你和你的另一半可能就要找儿科医生咨询一下添加辅食的问题了。你们也要关注宝宝可能对哪些食物过敏，看看能做些什么来防止这种现象发生。

趣味项目策划者：继续做“历史学家”。宝宝将逐渐学会翻身、匍匐、爬行、走路，你在见证这些令人兴奋的进步同时，别忘了做好记录。

家庭总裁：为宝宝接下来的变化做好家庭安全保护措施。你的孩子很快将成长为精力充沛、满屋乱跑的小朋友，因此你要检查屋子，排除隐患，也好让自己放心。要给桌子的尖角装上防撞胶套，为电源插座加保护盖，关好马桶盖，锁好存放清洁剂的碗橱，还要看看宝宝在地上四处爬以及四处走动时，还有哪些地方会造成潜在的危险。

第 4 阶段清单

关于家庭

- 做好迎接访客的准备，尤其在你们出院回家的第 1 周，一定要让每个人都洗手消毒！
- 找一位可靠的保姆或一家信得过的育儿中心。做些功课，花点时间进行考察，向他们交代清楚宝宝吃奶和睡觉的时间表。幸运的话，宝宝的爷爷奶奶或祖父祖母就住在附近，你可以请他们过来帮你们照看宝宝。
- 想想如何处理宝宝穿不了的衣服。
- 在宝宝变得精力充沛、满屋乱跑之前，做好家庭安全保护措施。

（续表）

第 4 阶段清单
关于宝宝 ● 是时候展现你照顾孩子的技能了。在给宝宝换尿片和裹襁褓的项目中争当第一名。 ● 别忘了多陪你漂亮的宝宝玩！ ● 在两次吃奶的间隙，带宝宝出去逛逛。 ● 花时间给宝宝喂奶，帮妈妈把挤出来的母乳装瓶、贴日期标签。 ● 宝宝俯卧时多加留意。 ● 成为“历史学家”：别忘了用图片、视频和日记记录下宝宝每一个成长瞬间。 关于妈妈 ● 帮妈妈做一些与喂奶相关的工作，比如如何密封储奶袋、吸奶器有哪些种类，以及如何妥善储存母乳。 ● 当妈妈从分娩的痛苦中逐渐恢复的时候，要格外支持她，对她出现的产后抑郁现象多加留意。 ● 如果妈妈到了回去工作的时候，要帮她安排好陪伴宝宝的时间，保证她不错过宝宝成长过程中的里程碑式事件。 ● 一旦宝宝接受了用奶瓶喝奶，你就可以安排一次约会之夜了。 关于产检 妈妈：产后第 6 周。 宝宝： ☐ 产后 3 ~ 5 天。 ☐ 产后第 1 个月。 ☐ 产后第 2 个月。

后记

我就讲到这里吧，该结束了。我们一起经历了一场非凡之旅，希望我每周的记述，加上我自己的一些好玩的小故事，能将整个孕期的情况都清晰地展现在你面前。如果你打算再要孩子，可以在我列出的4张阶段清单的基础上，添加你自己的补充备注。每位奶爸的历程都是不同的，这也正是它的美妙之处。

在结束之前，我不禁又回想起了我妻子曾听到过的那句话："女人在发现自己怀孕的那一刻就已成了母亲，而男人则要到第一次抱起孩子时才成为父亲，这当中隔了整整9个月。"但我坚信，男人早在看到自己的孩子之前，就已经有了做父亲的感觉。我写这本书的目的，就是希望我们成为更好的伴侣以及更好的自己。在怀孕的第一天到来之前，就投身其中吧！当激动人心的那一刻真的来到时，请尽你所能，成为最好的爸爸！

词汇表

第一产程： 宫缩开始，疼痛可能会令妈妈抓破你的新上衣或皮躺椅的扶手。当宫缩的频率和强度达到一定程度时，妈妈的宫口就开始逐渐扩张，开到10指时，就意味着第一产程结束。

第二产程： 这个阶段的关键词就是“推挤”。产程持续时间从20分钟到3小时甚至更久不等。在这个阶段，宫缩频率将减缓为2～5分钟一次，每次持续时间为1～1.5分钟。妈妈要在宫缩的同时用力，直到把婴儿从产道中推挤出来。

第三产程： 许多父母没有认识到这也是分娩全过程的一部分。婴儿一旦娩出，便进入了第三产程，胎盘的娩出过程开始。这一阶段的痛感不像娩出婴儿时那么强烈，子宫轻轻收缩，将胎盘娩出。

胞衣： 婴儿娩出后，子宫会将胎盘以及其他薄膜一并推出，这些组织统称为胞衣。

羊水：指在子宫内包围着胎儿的液体。它相当于减振器，能够保护胎儿，也有助于胎儿肺部的发育。

乳晕：这是个有趣的词。当你想看到周围的人脸红尴尬时，就可以当众说出来。如果说乳头是靶心，那么乳晕就是围绕着它的那一圈。它通常呈粉红色或红棕色，但怀孕期间它的颜色会变深，让婴儿在吃奶时更容易找到乳头。

分娩计划：在宝宝出生前你们以书面或口头的形式与医生商讨的生产计划，包括你们希望如何分娩、是否使用镇痛药以及母乳喂养方面的问题。你和你的另一半希望谁留在产房的问题，也是时候一并提出了。

假性宫缩：即布拉克斯顿·希克斯收缩，早在孕中期就出现了，当妈妈过于劳累时，或做爱之后也有可能发生，这是子宫在练习收缩。

臀位：正常情况下，胎儿到了孕晚期会将头转向产道，但也有例外。臀位是指胎儿的脚或臀部朝向产道，出现这种情况一般就要做剖宫产手术了。

子宫颈：指连接子宫与阴道的圆形开口。在分娩时子宫颈扩张，胎儿才能娩出。

剖宫产术：指医生在产妇的下腹部和子宫上开一个切口，将胎儿取出的手术。恢复方法和恢复时间都与顺产不同。

肠绞痛：指婴儿出现的持续哭闹与易怒现象。通常肠绞痛发作的婴儿，每天至少会哭闹3小时，每周发作3天以上，持续3周甚至更久。

初乳：指的是妈妈在分泌成熟乳汁之前所产生的液体，富含蛋白质和多种重要抗体，能在婴儿刚出生的几天里提供所需营养。

脐带血银行：在婴儿出生后，你们可以选择采集脐带和胎盘里的血液并储存在相应的机构（你们可能在分娩前已经讨论过要不要储存脐带血的问题了）。这样做的目的是，脐带血中含有干细胞，未来可能对你们的孩子或其他人的疾病治疗有所帮助。

加冕：与《权力的游戏》中乔佛里·拜拉席恩加冕成为国王是两回事，这里指的是你第一次看到婴儿从妈妈的产道中露出头来的那一刻。

囊性纤维化： 是一种遗传性疾病，会导致婴儿的肺部和消化道产生浓稠的黏液。基因检测可以提前检出胎儿是否患有这种病，但父母双方必须都携带这种致病基因，孩子才会出现这种疾病。

子宫颈口扩张： 指子宫颈口逐渐张开，以便婴儿通过产道的过程。

导乐： 即助产师。导乐不一定接受过专业的医疗培训，但她可以在分娩过程中为产妇提供精神支持，并在产妇出院带婴儿回家后提供其他的帮助。

唐氏综合征： 是一种染色体异常所致的疾病。孕早期的基因检测以及孕中期的筛查能提前检出胎儿是否有患病风险。

异位妊娠： 指的是受精卵在子宫体腔以外（通常在输卵管）而不是在子宫内壁着床。这会严重威胁妈妈的健康，必须终止妊娠。

子宫颈管展平： 在分娩过程中，子宫颈管变薄并消失，子宫颈口扩张，以便婴儿通过产道。

硬膜外麻醉：将麻药注入产妇的硬膜外腔，是一种缓解疼痛的方法，可以降低产妇的神经敏感度，阻滞下肢肌力，但产妇仍能保持清醒状态。

会阴切开术：在胎儿太大，不能自然通过产道的情况下，切开产妇会阴以拓宽产道的手术。

囟门：指婴儿颅骨上柔软的区域，是颅骨之间结合不紧密形成的骨缝。

足月：指胎儿从第37周开始到第40周结束期间的状态。早于第37周出生的婴儿即为早产儿。

子宫高度：指怀孕期间用来确定妈妈子宫顶部位置的测量标准。

高危妊娠：指妈妈或婴儿的健康处于高风险情况，妊娠高血压、怀有多胞胎或妈妈年龄超过一定标准，都属于高危妊娠。

胎毛：指胎儿在出生前覆盖全身的柔软细密的毛发。

入盆：指胎儿下降进入妈妈骨盆的阶段，可能发生在分娩前几周或分娩开始时。

私处闪电痛：这个词听上去很搞笑，但实际上并不是。它指的是妈妈的骨盆、直肠或外阴因胎儿在子宫里活动而引起的突然的射痛。

恶露：指妈妈在分娩后排出的分泌物，主要由血液和胎膜碎片组成。

胎粪：指婴儿出生后的第一次大便，如焦油一样黏稠，通常会持续出现几天。它是由胎儿在子宫期间摄入的各种物质（如黏液、胆汁、细胞、胎毛等）组成。

筑巢本能：指在婴儿出生前，妈妈本能地整理布置房子的行为。在这种本能的驱使下，妈妈可能会让你清理车库、爬上阁楼去取储物箱，最终整理出大量旧物，堆满院子，占满车库。

子痫前期：指妈妈出现血压升高、尿液中蛋白质含量升高的症状，通常发生在妊娠第20周以后，医生可进行筛查和监控。

孕期健忘：是一种突然出现的健忘现象，具体来说就是妈妈在某个时刻突然忘记了东西放在哪里。

催乳素：是一种促进泌乳的蛋白质。

不安腿综合征：是一种想要移动双腿的强烈的不适感。这种情况可不是出现在公司节日派对的舞池里，而是发生在没办法入睡的妈妈的床上。

坐骨神经痛：胎儿很可能刚好坐在妈妈的坐骨神经上，导致妈妈从腰部到腿的一侧出现的射痛。

裹襁褓：用棉布或其他透气性好的毯子将婴儿紧紧包裹起来，可以为婴儿提供温暖和安全感。

睡前奶：指睡觉前尽可能多给婴儿喂奶，好让他睡得安稳，这样你和你的另一半也能多些时间休息，补充睡眠。

致谢

感谢我的妻子珍和我们的四个孩子，如果没有他们，我甚至没有资格写下这样一本书。我的爱和感激将伴随着他们，是他们让我的每一天都成了充满欢笑与爱的奇遇。

我要感谢我的父母布鲁斯和琼，他们把我们三兄弟养育成人，让我成为今天这样的男人和父亲。我对他们永远心存感激。

我要感谢我的两个兄弟艾瑞克和特拉维斯。也许有一天你们会安定下来，组建自己的家庭，我希望自己在这本书中的感悟能对你们有益。祝你们一切顺利！

我还要感谢库尔普家的其他成员，鲍勃和伊莱恩·梅尔，还有梅尔家、赫尔维希家和特罗斯特家的成员们，谢谢你们的热心和始终如一的支持！

在喧嚣的世界里，
坚持以匠人心态认认真真打磨每一本书，
坚持为读者提供
有用、有趣、有品位、有价值的阅读。
愿我们在阅读中相知相遇，在阅读中成长蜕变！

好读，只为优质阅读。

写给准爸爸的第一本怀孕指南

策划出品：好读文化
监　　制：姚常伟
产品经理：罗　元
特约编辑：张　翠
装帧设计：WONDERLAND Book design 仙境 QQ:344581934
内文制作：尚春苓
责任编辑：张乘萱

图书在版编目（CIP）数据

写给准爸爸的第一本怀孕指南 /（美）阿德里安·库尔普著；喻婷译. — 北京：中国友谊出版公司，2023.3

ISBN 978-7-5057-5587-1

Ⅰ. ①写… Ⅱ. ①阿… ②喻… Ⅲ. ①孕妇—妇幼保健—指南 Ⅳ. ① R715.3-62

中国版本图书馆 CIP 数据核字 (2022) 第 219551 号

著作权合同登记号 图字：01-2022-5141

书名 写给准爸爸的第一本怀孕指南
作者 〔美〕阿德里安·库尔普
出版 中国友谊出版公司
发行 中国友谊出版公司
经销 新华书店
印刷 河北鹏润印刷有限公司
规格 880 × 1230 毫米 32 开
9.5 印张 150 千字
版次 2023 年 3 月第 1 版
印次 2023 年 3 月第 1 次印刷
书号 ISBN 978-7-5057-5587-1
定价 52.00 元
地址 北京市朝阳区西坝河南里 17 号楼
邮编 100028
电话 （010）64678009

如发现图书质量问题，可联系调换。质量投诉电话：010-82069336